脳科学者が考案 見るだけで

自然に 脳が鍛えられる 35のすごい写真

脳科学者
西 剛志

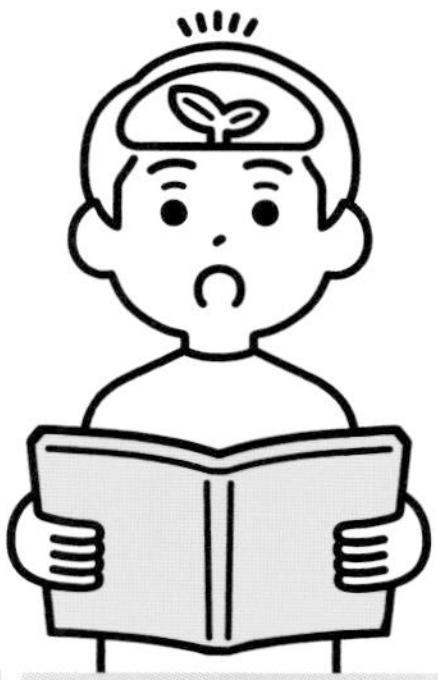

こんな人はぜひこの本を読んでください

最近物忘れが増えた

やる気が減退している

勉強や仕事で、もっと集中したい

脳の老化が心配だ

寝つきが悪い 眠りが浅い

人づきあいが苦手

アスコム

はじめに

写真を見るだけで なぜ脳を鍛えられるのか

●「最近、物忘れが多くて、記憶力が落ちてきた」

●「以前に比べて、やる気が出なくなってきた」

●「『アレよ、アレ、アレ』と、思い出せそうなのに
思い出せないことがよくある」

こんな声をよく聞きます。

これらは、すべて脳の老化のサイン。
脳は何もしないでいると、30代から老化がはじまり、気づけばどんどん老化が進んでいます。じきに認知症になる可能性も……！

私は脳科学者なので、「脳の老化を防ぐにはどうしたらいいのか？」という相談をよく受けます。
この本は、そんな相談に答えようと思い作りました。

簡単で、すぐにできて、効果があって、楽しくて、続けられるもの。そんな本を作りました。

脳は、日常の習慣を変えたり、トレーニングすることで鍛えることができます。老化のスピードを遅くしたり、ときに若返らせることもできるのです。

写真を見て脳を鍛えることは、その方法のひとつです。といっても、どんな写真でもいいわけではありません。

本書に載せた写真は、脳科学者としての知見を生かして、**10万枚以上の写真のなかから厳選した35枚**です。

これらの写真を「ぼーっ」と眺めるだけでも効果はありますが、**本書のメソッドである「4つの見方」**を使って見ると、さらに脳が鍛えられます。

脳の老化を防ぐ秘けつは「7つの脳力」を落とさないことです。

7つの脳力とは、下の図の脳力です。写真を見て、この7つの脳力を鍛え、いつまでも元気な脳を維持していきましょう。

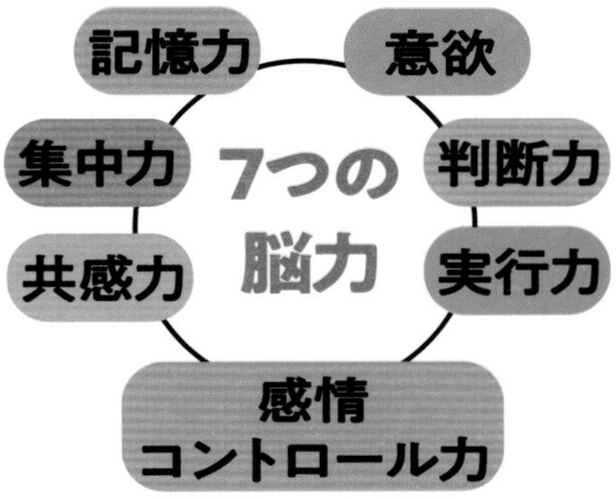

01

脳を鍛えるのに「年齢制限」はない！

「脳を鍛えるなんて、いまさら無理……」と思っていませんか？

いいえ、70歳になっても、80歳になっても、90歳になっても、もちろん若い人でも、脳は鍛えることができます！

実際、脳の神経細胞は70歳を超えても生まれ変わることが研究でわかっています。

また、2025年には高齢者の患者数が700万人、5人に1人に達すると推計されている認知症ですが、軽度認知障害（MCI）という認知症の入り口の段階で脳を鍛えれば、15～40％程度は正常の認知機能に回復できるという報告もあります。

では、あきらめて脳を鍛えないと、どうなるのでしょうか？

脳にはニューロンという神経細胞が網の目のように張り巡らされていて、ニューロン同士が情報交換をすることで脳のさまざまな部位が協力して働き、心身をコントロールして健康を保っています。
ただし、脳の神経細胞（ニューロン）は刺激を与えないと衰えてしまい、情報交換が滞り、脳の機能が低下します。すると、感情のコントロールがきかなくなったり、物事に集中できなくなったり、計画どおりに物事を進められなくなったりしてしまいます。

脳は怠け者の一面があるので要注意です。

朝起きて、食事をして、いつもの道を通って仕事に行ったり、いつもと同じテレビ番組を観たりと、変化のない毎日を送っていると脳の怠け心が首をもたげ、活性化しづらくなって老化しやすくなってしまいます。

脳を「怠けモード」にしないために有効なのが、本書の写真を見ることです。これで脳細胞が活性化して、脳を元気にすることができます。とっても簡単ですよね？

歳だからとあきらめてしまってはもったいない。

今日から、写真を見て、脳を働き者に変身させましょう。

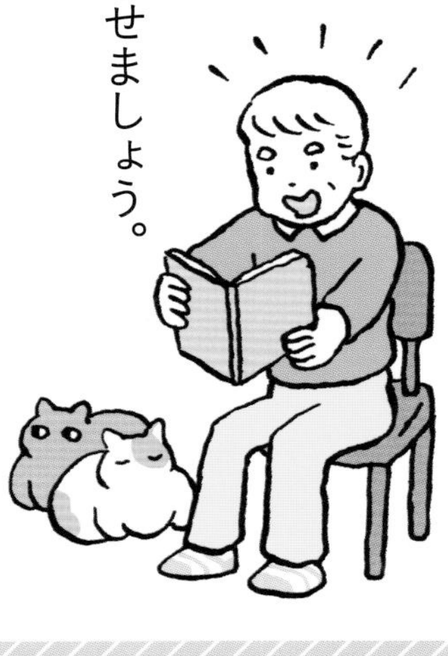

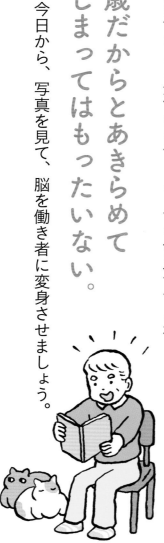

02

気になる考え方やふるまいは脳の問題が原因

●集中力が続かない
●緊張して大事なときに力が発揮できない
●優柔不断で物事を決められない
●すぐにカッとしてしまう

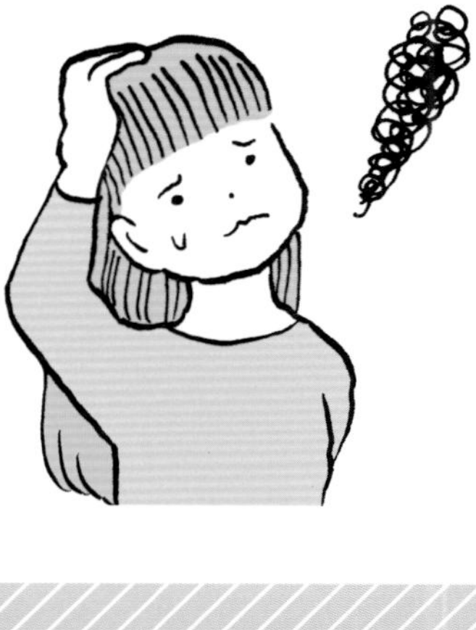

これらは性格そのもので、変えられないと思ってはいませんか？
それは大きな誤解かもしれません。
こうした問題の多くは脳の働きが低下して、心と体の司令塔としての役割を果たせていないことが原因のひとつです。
つまり、脳の働きをよくすれば、「性格だから仕方がない」とあきらめていた多くのことを解決できるのです。
「脳って鍛えられるの？」と疑問に思う人もいるかもしれませんね。
じつは、最新の研究で、脳は大人になっても環境に合わせてどんどん変化していくことがわかっています。
たとえば、大人になって食べ物の好みが変わったり、旅行に行くと朝早く起きられるようになったりしたことはありませんか？

脳はとても柔軟な組織のひとつなので、前向きな人と一緒に過ごすと気分が変わるように、目の前のものに影響を受けて、前向きな思考や行動が自然とできるようになります。

脳は、触れるものによって影響を受けて変化するのです。

そして、もっとも手軽に脳に影響を与える方法、それが「写真に触れること」です。

なぜなら、五感のなかでも視覚の情報の多さは最大で、脳の約50％（半分）が視覚の処理に使われているからです。

しかも、写真を見ていろいろなことを考えたり、想像したりすると、脳の幅広い部分が活性化して、脳の状態がよくなります。

すると、脳は心身の働きをうまくコントロールできるようになり、気になる考え方やふるまいが自然と改善されていきます。

「写真を見ると世界の見え方が変わる」。

これは決して大袈裟なことではないのです。

03

写真で鍛える「7つの脳力」

脳はさまざまな「脳力」が連携をとり合いながら働いています。

なかでも重要なのが集中力、記憶力、意欲、判断力、感情コントロール力、共感力、実行力という「7つの脳力」です。どれかひとつでも力が低下すると、ほかの脳力も低下していってしまいます。

そのため、本書では7つの脳力がバランスよく鍛えられる写真を厳選しています。

ここでは、写真を見る前に知っておいていただきたい7つの脳力と、その脳力が低下すると表れやすい問題をご紹介します。

【脳力】1 集中力

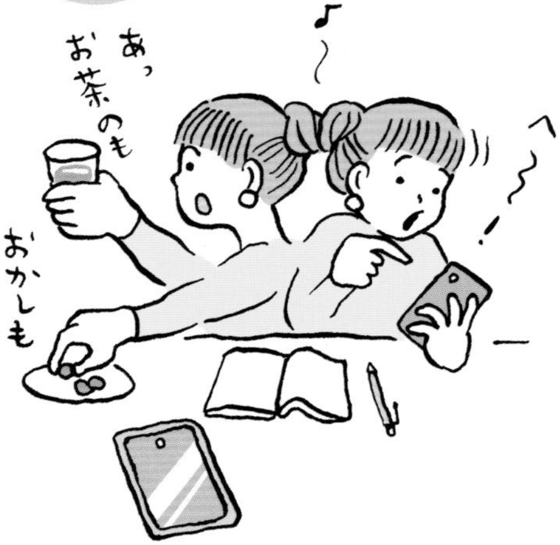

ひとつの作業に専念する力のことで、集中力を司る脳の機能が低下すると注意力も散漫になります。すると、仕事がはかどらないとか、危険を察知することができずケガをしやすくなったりします。

また、まばたきは脳を休める働きをもつため、まばたきの回数を減らすと集中力や注意力を高められます。

心当たりはありませんか?

- 「話聞いてる!?」とよく言われる
- 何をやってもすぐに飽きてしまう
- 物事を「ながら」ですることが多い
- 気が散ってひとつのことに集中できない
- 好きなこと以外に集中できない、関心がもてない
- 考えがまとまらない
- 相手の会話が耳に入らない、聞き間違いが多い
- 仕事の効率があがらない

【脳力】2

記憶力

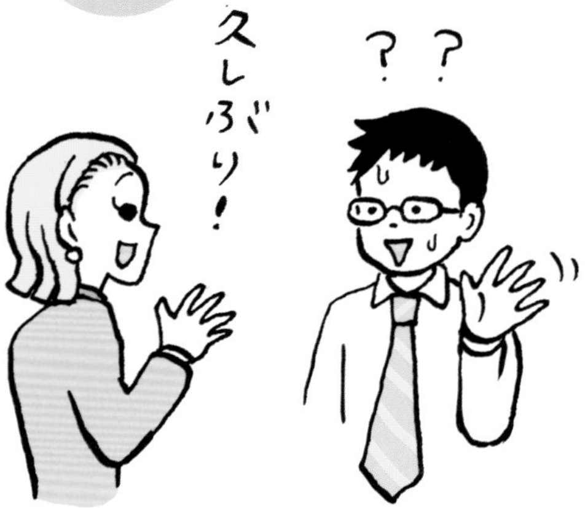

記憶力が低下すると、約束を忘れたり、物忘れをしやすくなったりと、日常生活に支障をきたす問題が頻発します。記憶には短期記憶と長期記憶があり、短期記憶は電話番号など短い時間だけ覚えられる記憶、長期記憶は何年経っても思い出せる記憶です。

認知症は、短期記憶が失なわれやすく、症状が進むと少し前に食事をしたことすら忘れてしまったりします。

心当たりはありませんか?

- 人の話を何度も聞き返す
- どこに物を置いたのか忘れて、いつも探し物をしている
- 会話のなかで「あれ」や「それ」といった指示語が増えてきた
- 人の名前や顔を覚えられない
- 鍵をかけたかどうか不安になる
- 約束を忘れることが多い
- 言いたいことを言葉にできない
- 今日は何日かを忘れることが多い

【脳力】3

意欲

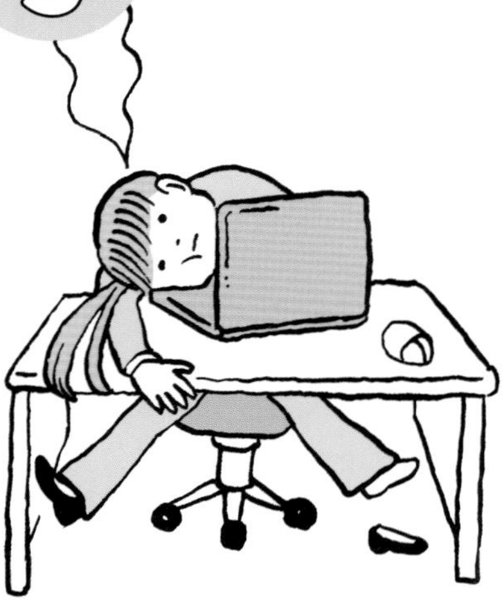

意欲とは、自分の内側から生まれるやる気のことです。低下すると、楽しい、もっと知りたいといった感覚が失せていきます。

意欲の高い人は、幸せと感じる瞬間が多い（幸福度が高い）傾向があります。これは、やる気の中枢といわれるドーパミンが神経で活性化して脳が快感を感じやすくなるからです。

心当たりはありませんか?

- 休み明けに調子が悪くなる
- 体がいつもだるい
- 食べたいと思えるものがあまり思い浮かばない
- 時間を忘れて没頭できるものがない
- 何をやっても幸福感や満足感を感じられない
- 積極的に何かに取り組めない
- 新しいことにチャレンジしたくない

【脳力】4 判断力

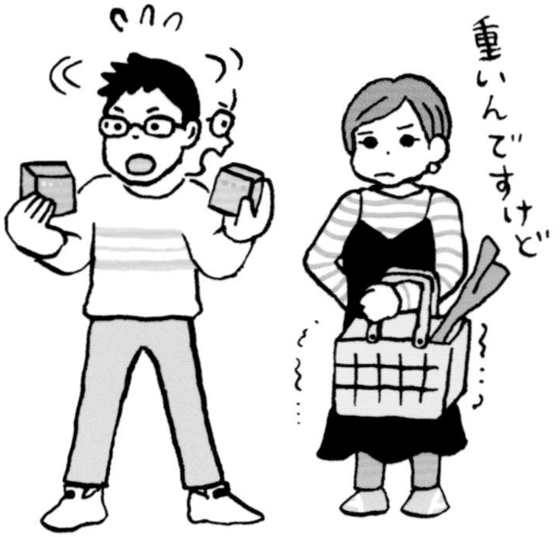

「どの道を行けば早く目的地に着く？」「この情報は本当に正しい？」などの問いに対し、現状を正しく認識して、有益なものや価値の高いものを見分ける力のことです。判断力が低下すると、優柔不断になったり、先を見越した計画が立てられなくなります。

くわえて、詐欺の被害にあったり、ニセの情報にだまされたりする危険が高まります。

心当たりはありませんか?

- うっかりミスをすることが多い
- 道に迷うことが多い
- 「優柔不断」と人から言われることが多い
- 物事を決められない、決定までに時間がかかる
- 計画を立てることが苦手
- 他人にだまされやすい
- 噂をすぐに信じてしまう
- いつもと違うことが起きるとパニックになってしまう

【脳力】5 感情コントロール力

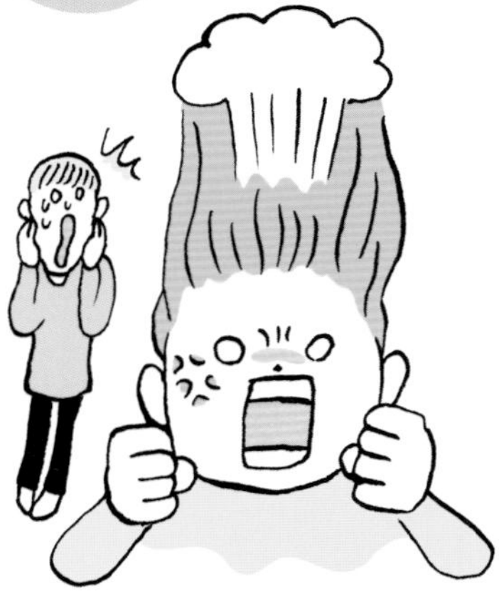

不安、悲しみ、怒りなどの負の感情を抑制する力です。感情コントロール力を司る脳の機能が低下すると、カッとなったり、ふさぎこんだりすることが多くなり、社会生活が円滑に営めなくなります。実際、感情コントロール力の高い子どもと低い子どもの30年後の収入や健康状態を比較すると、高い子どものほうがすべて上回るというデータもあります。

心当たりはありませんか?

- 気に入らないことがあると攻撃的になってしまう
- 何事にも文句を言ってしまう
- 些細なことでも、悲しくなって涙が出てしまう
- 周囲を気にせず、喜怒哀楽をあらわにしてしまう
- すぐにイライラする
- 理由もなく気持ちが落ち込む
- 物事を悪い方向にばかり考えてしまう
- 自信をもって物事に取り組めない

【脳力】6 共感力

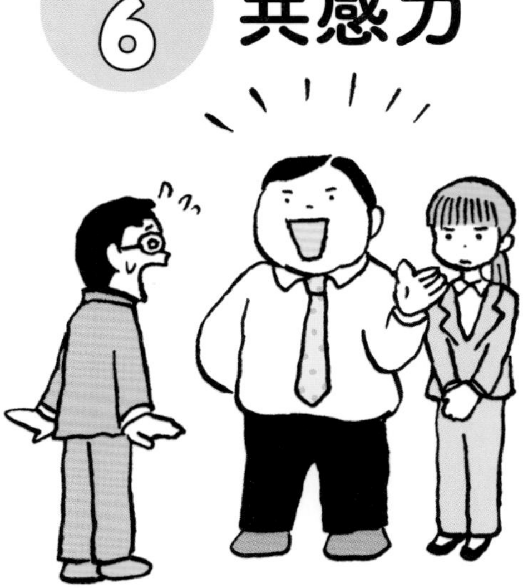

共感力とは、人の気持ちを理解する力です。共感力を司る脳の機能が低下すると、人を傷つけるような言動をしてしまったりして、人づきあいがうまくいかなくなります。

また、共感力が低い人は自分の体の状態に鈍感な傾向があります。自分の心臓の音や体の感覚に意識を向けるクセをつけることも、共感力を高めるうえで有効です。

心当たりはありませんか?

- 人から「空気が読めない」と言われたことがある
- 「わがまま」と言われることが多い
- 「他人は他人、自分は自分」が口グセだ
- 服装にあまり気をつかわない
- 人を下に見る傾向がある
- 自分の言動で人が離れていくことが多い
- プレゼントをあげても喜ばれない
- ガンコな態度が原因で、ケンカになることがある

【脳力】7 実行力

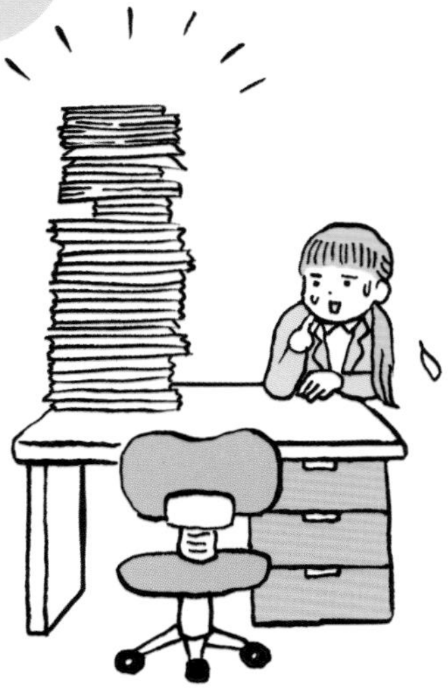

考えたことをすぐに行動に移す力のことです。実行力を司る脳の機能が低下すると、やるべきことを先延ばしにしてしまう、やりたい気持ちがあっても体がいうことをきかないといったことが増えてきます。

実行力は脳の運動野という体の動きを制御する部位と深く関わっているため、この力が低下すると、体の動きまで悪くなる可能性があります。

心当たりはありませんか?

- ひとつのことにこだわりすぎて、なかなか実行に移せない
- 「口ばっかり!」と言われることが多い
- やりたいことはたくさんあるが、どれも実行に移せない
- 同時に2つ以上のことができない
- 目標を立て物事に取り組めない
- 計画どおりに物事を進められない
- 外出することがおっくうになる
- やるべきことを先延ばしすることが多い

04

この方法で写真を見れば脳はさらに鍛えられる

この本で紹介している写真は、私が厳選した「脳を鍛えるポイントがつまった写真」ばかりです。

この写真をただ見るだけでも脳活になりますが、さらに脳を鍛えるコツがあります。

そのコツとは「**1枚の写真をさまざまな視点で見たり、考えたりすること**」です。

たとえば、左の写真。

- 真ん中あたりに座っている人は、何をしているか考える
- 左側に写っている船は、何をしているか考える
- 左側に写っているビーチパラソルの下に座ったら、どんな景色が見えるかイメージする

写真を見て、いろいろ考えましょう

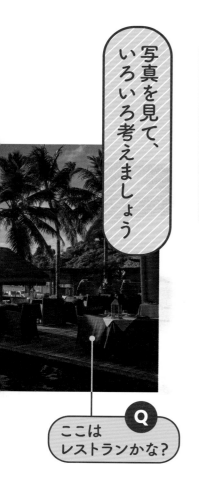

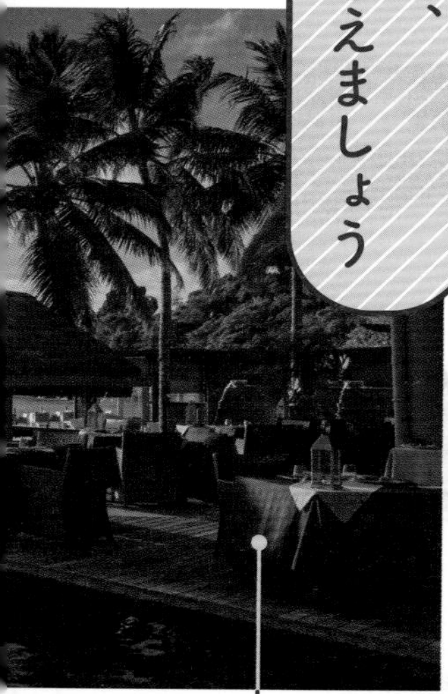

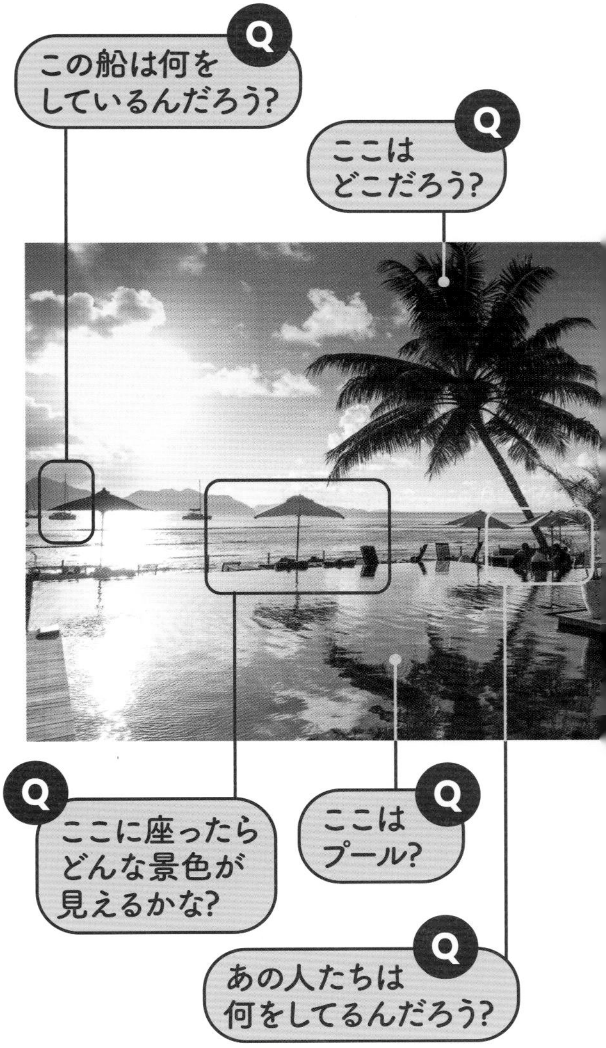
Q この船は何をしているんだろう?
Q ここはどこだろう?
Q ここに座ったらどんな景色が見えるかな?
Q ここはプール?
Q あの人たちは何をしてるんだろう?

「視点」を増やし新しい発見をしたり、想像力を使って考えたりすることは、脳全体にいい刺激をもたらし、脳を活性化させます。脳が老化すると、認知機能が低下していきます。これまで気づいていたものに気がつかなくなったり、集中力が散漫になったり、記憶があいまいになったり……。

でも、この写真を見る方法を使うと、「気づく力」が強化され、また記憶力や集中力などのアップにつながっていきます。たとえば、高齢になって運転に不安がある人などは、この本を使って集中力や注意力を高めることにつなげてもらえたらと思います。

では、次のページで、この本に掲載している35枚の写真がなぜ脳に効くのか、その理由を説明したいと思います。

05 とくに脳に効く8タイプの写真

脳に効く写真タイプ1

予想外の写真

「おっ」と驚くような写真や、見たこともないような写真を見ると、集中力を高めるドーパミンというホルモンが分泌されます。ドーパミンは幸せホルモンとも呼ばれ、幸福度を高める作用があり、それにともない意欲も高まります。

たとえばこんな写真！

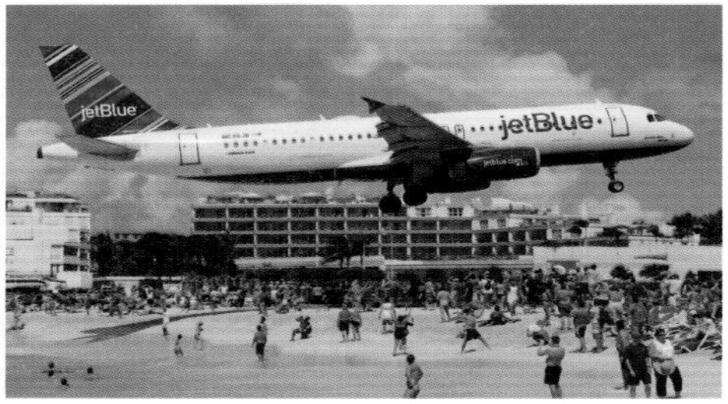

とくに鍛えられる脳力

集中力　判断力　意欲

脳に効く写真タイプ2

リラックスしている人の写真

リラックスしている人の写真を見ると、心身の緊張がほぐれていきます。これは、他人の行動を見ると、自分もその行動をしているような感覚に陥る「ミラーニューロン・システム」というしくみが脳に備わっているためです。

たとえばこんな写真！

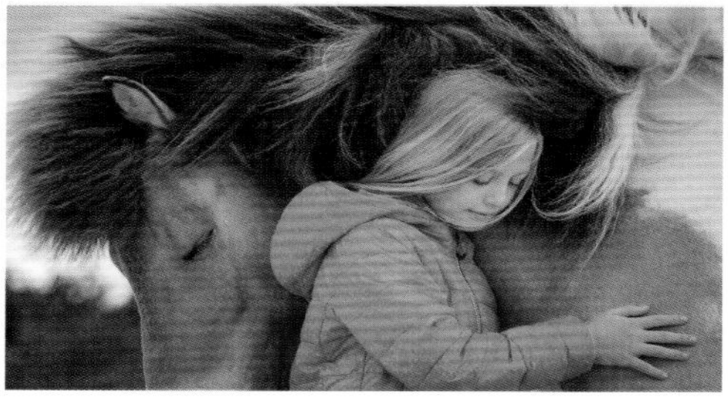

とくに鍛えられる脳力

共感力　意欲

脳に効く写真タイプ 3

自然の緑がある写真

自然の緑は「生命を育む色」と脳にすり込まれていて、たとえ緑が嫌いな人でも、5〜7秒間ほど自然の緑を見るだけでも脳にはよい影響がもたらされます。また、集中力を高める作用のほかに、脳の疲れをいやす作用もあります。

たとえばこんな写真!

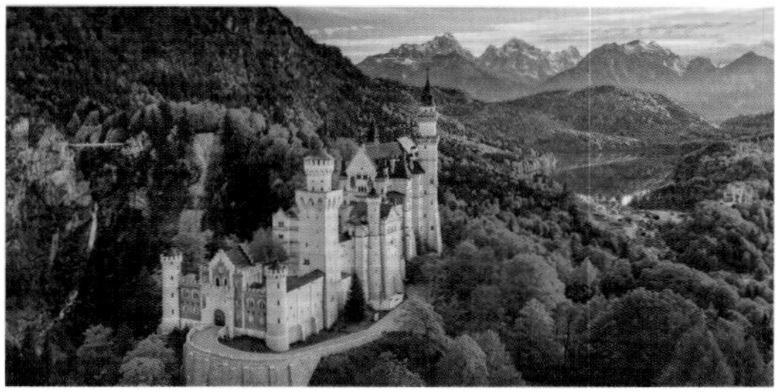

とくに鍛えられる脳力

集中力
感情コントロール力

脳に効く写真タイプ 4

躍動感のある写真

躍動感のある写真を1.2〜1.5秒間ほど見るだけでも、脳の思考や価値判断を司る部位を活性化させることができます。体の動きを司る運動野という部位にも作用するため、考えたことを実行に移しやすくなります。

たとえばこんな写真!

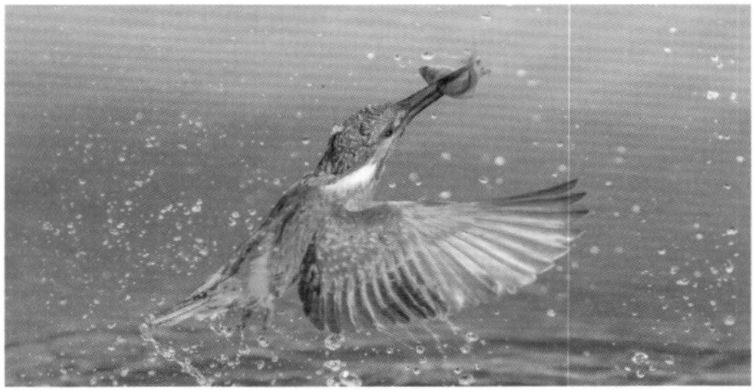

とくに鍛えられる脳力

集中力
実行力
判断力

脳に効く写真タイプ **5**

ハラハラする写真

ハラハラするような写真を見ると、脳は危機感を感じて、闘争心を高めるアドレナリンと、逃走するか否かを適確に判断するノルアドレナリンというホルモンを分泌させます。この2つのホルモンが集中力や意欲を高めてくれます。

たとえばこんな写真!

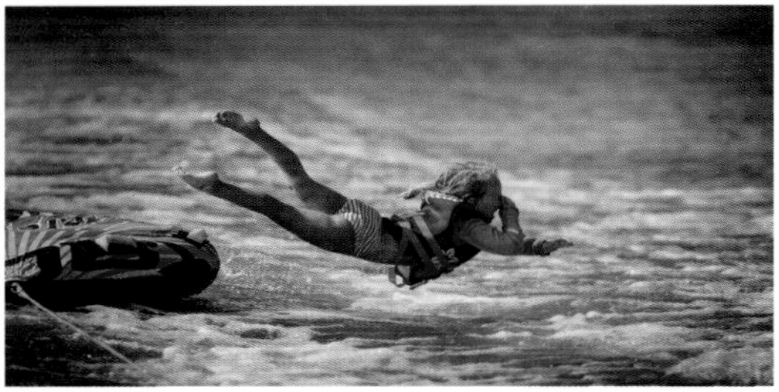

とくに鍛えられる脳力

集中力　意欲

脳に効く写真タイプ **6**

視点が増やせる写真

写真のいろいろなところから見える景色を想像すると、物事を多方面から見るクセがつき、現状を正しく分析して判断する力が身につきます。また、自分を客観視できるようになり、物事を冷静に受け止められるようになります。

たとえばこんな写真!

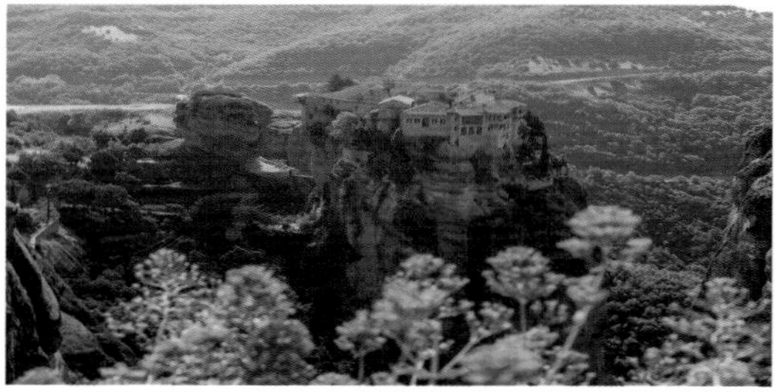

とくに鍛えられる脳力

判断力　感情コントロール力

脳に効く写真タイプ7

たくさんのものから選べる写真

たくさんのものから選ぶ行為には、幸福度を高めることでやる気（意欲）を起こさせるドーパミンの分泌をうながす作用があります。意欲と記憶力には深い関わりがあり、意欲が低下すると記憶力も低下するといわれています。

たとえばこんな写真!

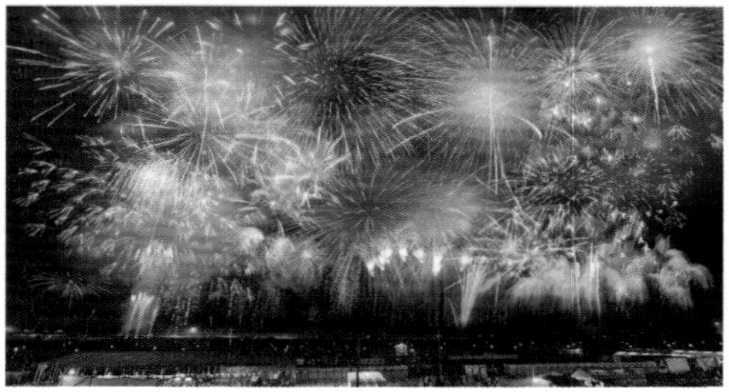

とくに鍛えられる脳力

記憶力　意欲

脳に効く写真タイプ8

見えそうで見えない写真

左の写真のように、どこか見えないところがある写真を見ると、「隠された部分を見たい」という欲求が高まり、それとともに意欲が高まります。さらに、ドーパミンの分泌がうながされて、集中力や注意力も高める効果が期待できます。

たとえばこんな写真!

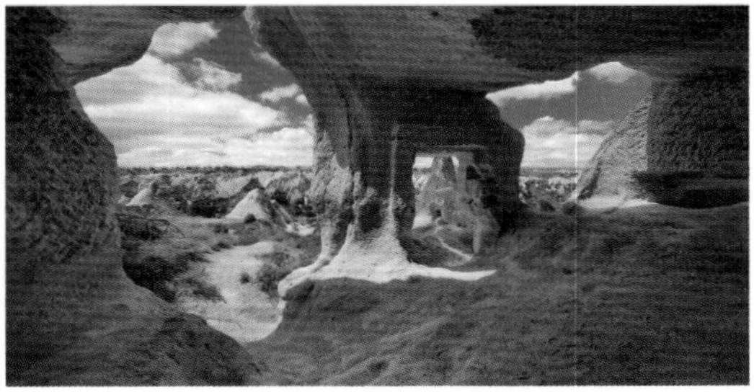

とくに鍛えられる脳力

集中力　意欲

効果を高める
写真の見方

ポイント 1

まず「ぼーっ」と見る ➔ 次に「4つの見方」にチャレンジ

写真を見るときの準備運動として「ぼーっ」と見て、お休みモードになっていた脳を目覚めさせましょう（ステップ1）。
次に、各セッションの冒頭にある「4つの見方」で写真を見る（ステップ2）ことで、写真の脳活効果をよりいっそう高めることができます。
具体的な見方はP20で紹介しています。

ポイント 2

肘《ひじ》を軽く曲げたくらいの距離で見ます

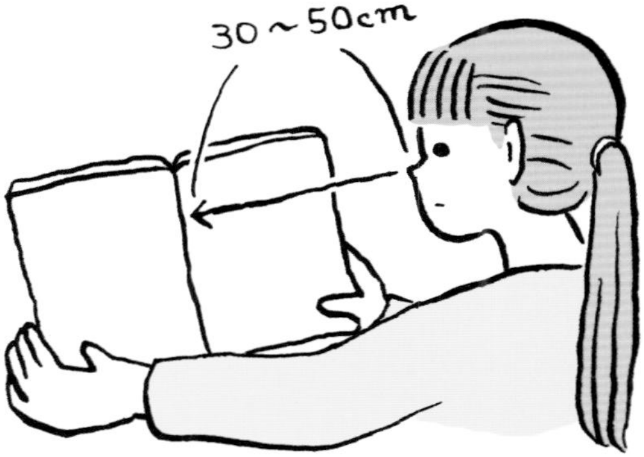

本の両端を持って、肘を軽く曲げたくらい目から離して（目安は30～50cm）見ましょう。細かいところまではっきり見える距離に調整しましょう。

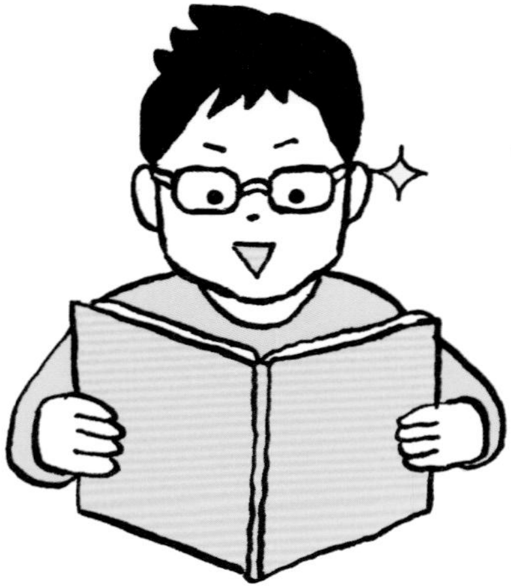

ポイント 3

眼鏡やコンタクトレンズをしたままでOKです

裸眼で見ると細かい部分まで見えにくいという人は眼鏡やコンタクトレンズを着用して、細かいところまでしっかり見えるような状態にして見てください。

ポイント 4

明るい場所で見ましょう

写真がはっきり見える明るさであれば、自然光でも照明の下でも、どちらでもかまいません。自然光と照明の下で試してみて、心地よいと感じたほうで見ると効果が高まります。

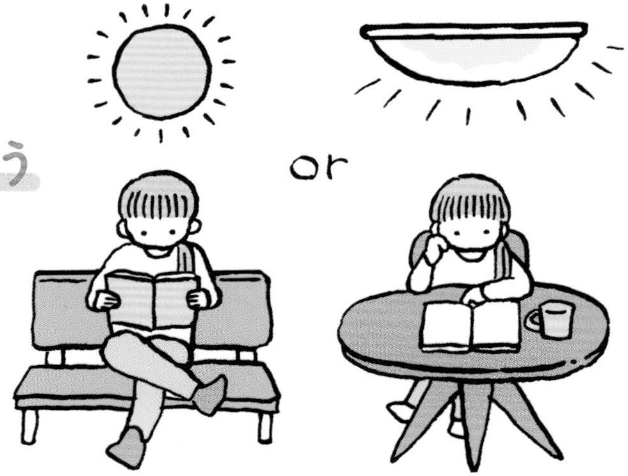

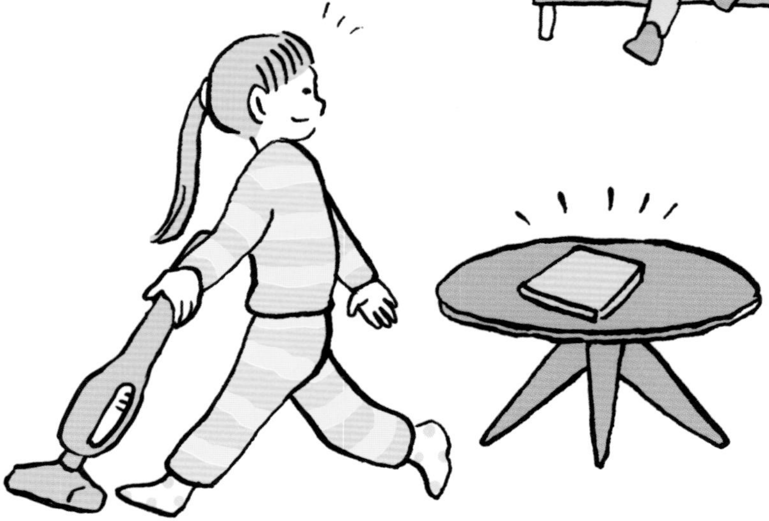

ポイント 5

いつ見てもOKです

就寝前、起床後、日中に時間が空いたときなど、気が向いたときに見てください。

ポイント 6

1日1回を目安に見ましょう

1日に何度も見ると脳が慣れてしまうので、1日1回を目安に見ましょう。ただし、リラックスしたい、集中力を高めたいなど、特定の目的がある場合にはプラスして見てもかまいません。目的別に使いたい場合は、P122のインデックスを参照してください。

次のページで、写真を見るときの2ステップ（ステップ1→ステップ2）の具体的なやり方を解説していきます。

ステップ1の手順

写真全体を「ぼーっ」と眺めます

❶ 目を閉じて深呼吸をします

目を閉じて深呼吸することで副交感神経が働き、心身の緊張がとれて集中して写真を見ることができるようになります。

リラックスしていることを体感できない人もいるかもしれません。そんなときは、10秒ほど全身にギューッと力を入れて、パッと力を抜いてみてください。緊張した後は副交感神経が優位になるため、リラックスしやすくなります。

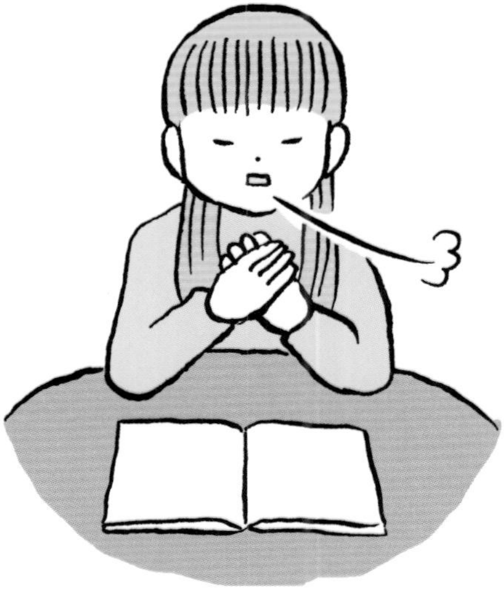

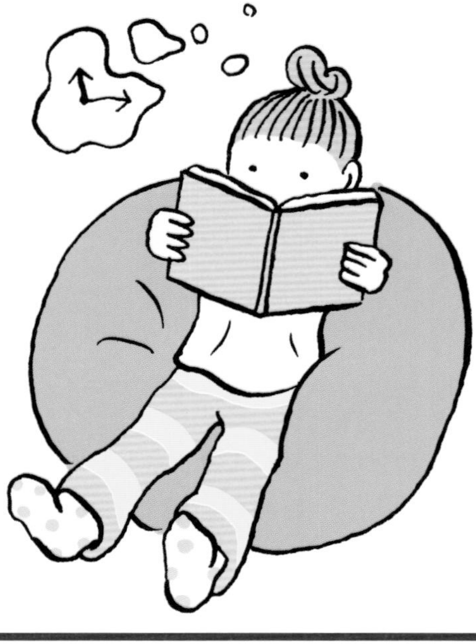

❷ 5〜7秒間写真を見続けます

次に、何も考えず、少なくとも５〜７秒間、写真全体を眺めましょう。写真は脳に短い時間で作用するため、５〜７秒で十分な脳の活性化効果を得られることがわかっています。

もちろん、時間にとらわれず、好きなだけ眺めてもOKです。

ステップ2の手順

4つの見方にしたがって写真を見ます

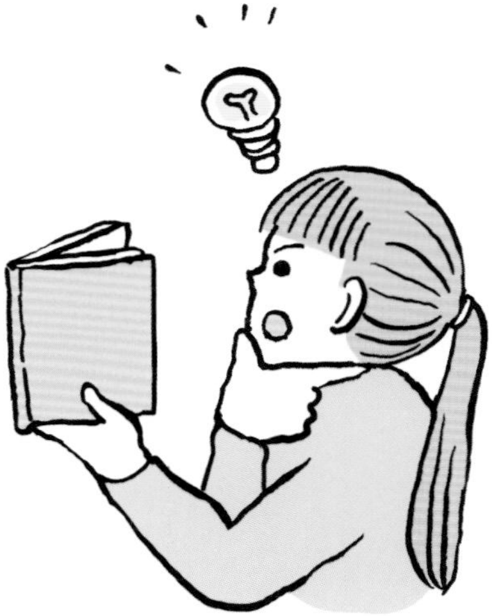

各セッションのはじめには、１枚の写真につき、とくに鍛えられる脳力別に4つの見方が記されています。それらの指示にしたがって写真を見ていきます。なかには難しいと感じる見方もあるかもしれません。

しかし、脳は簡単にできることよりも、少し手間がかかるもののほうに、より高い価値を感じるしくみになっています。これは「イケア効果」と呼ばれています。

視点を変えてみたり、眼球を動かしてみたりと、脳に「少し手間だな」と感じるような負荷を加えると、脳は写真を見ることに価値を感じて、積極的に働いてくれます。その結果、どんどん脳が鍛えられていきます。

アドバイス

●頭をやわらかくして考えましょう

４つの見方のなかには「水の中に何があるかを想像する」など、想像したり、考えたりするものがあります。「正解はあるの？」と思う人もいるかもしれませんが、正解はありません。どんな回答でもかまいません。自由に考えたり、想像したりすることこそが、脳を活性化させる秘けつなのです。

●４つすべてをやりましょう

難しいと思ってもゲーム感覚で行うことが効果を高める秘けつです。楽しみながら行うことで「イケア効果」が得られ、脳力アップの効果が高まります。間に休憩をはさんでもいいので、必ず4つの見方をクリアしましょう。

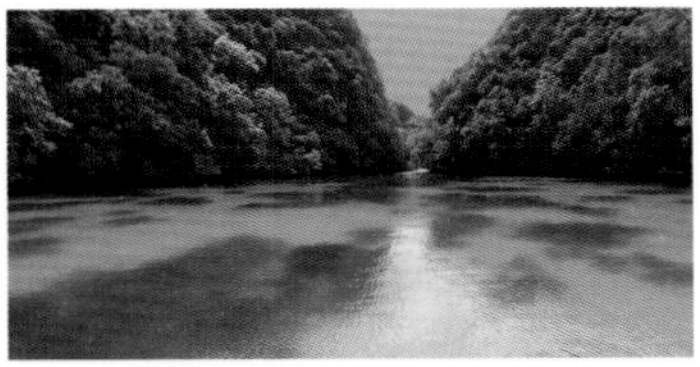

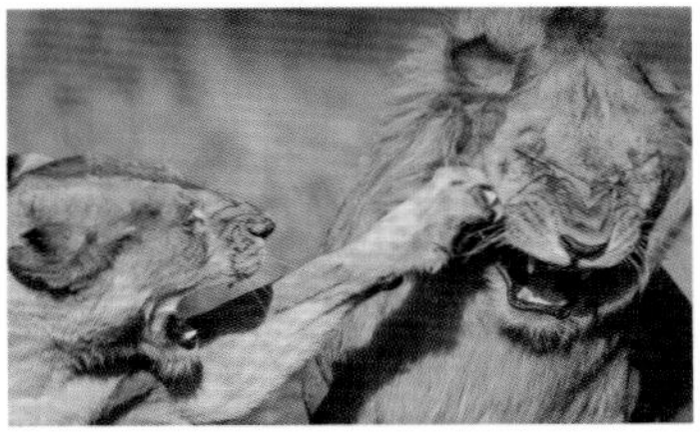

知っておきたい

4つの心得

写真の効果を高めるために

1 疲れているときはお休みしてもOKです

今日はどうしてもやる気になれない。**そんなときには無理をせず、1日、お休みにしても問題ありません。**

もちろん、それまで積み重ねてきた効果がゼロになってしまうということはありません。逆に、**脳がくたくたになっているときに無理に脳を使おうとすると、効果が薄れてしまう**こともあります。

とはいえ、お休みをするのが不安なら、35枚の写真のなかで、そのときに直感的に「好き」「美しい」などと心惹かれた写真を1枚選んで、「ぼーっ」と眺めることをおすすめします。時間も決めずに、好きなだけ見てください。これで脳の疲れをいやすことができます。

2 効果を体感できなくても脳は働いています

写真を見てリラックスできる、集中力が高まるといわれても「体感できないから、効果があるか不安」と訴える人が一定数いらっしゃいます。
しかし、**効果を体感できなくても、写真を見るだけで脳は反応している**ことが数々の研究からわかっています。
たとえば、自然の写真を見ても効果が体感できない人の脳をスキャンすると、「デフォルトモード・ネットワーク」という、脳を休ませるしくみがしっかり働いていることが確認されています。

3 継続的に見てください

35枚を見終えたら、**セッション1から再スタートしましょう。**くり返し、継続的に見ることで脳力をさらに高め、維持することができます。

4 遊び心をもって写真を見ましょう

あまり真剣にやりすぎると脳にグルタミン酸という物質がたまって、脳が疲労してしまうことがわかっています。
また、効果を感じられない場合は、体のどこかに力が入っているかもしれません。ぜひ、肩の力を抜いてゲーム感覚で楽しんでみてください。

こんな使い方もおすすめです

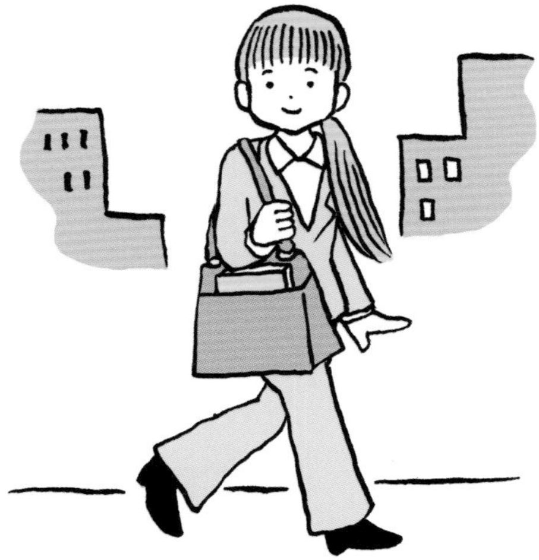

日替わりで 気になる写真を リビングに飾る

その日の気分に合わせて、直感的に好き、きれいなど、気になった写真を選んでリビングや仕事場に飾りましょう。
「ぼーっ」と見るだけで、リラックスできたり、脳の疲れをとることができます。

バッグに携帯して 困ったときに

常にバッグに入れて、外出先でイラッとしたとき、落ち込んだとき、緊張をほぐしたいときなど、困ったときにお気に入りの１枚を見れば心が落ち着きます。

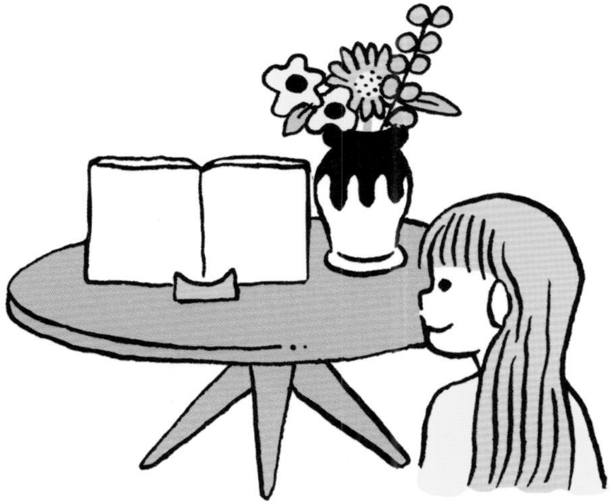

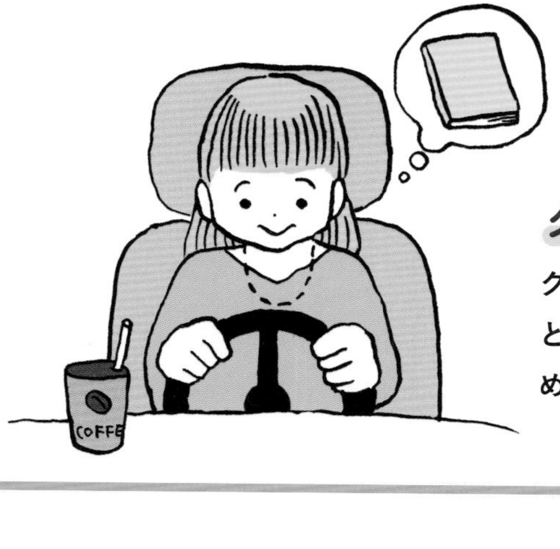

クルマの運転前や合間に

クルマの運転前や、パーキングなどで休息しているときに好きな写真を見ると、運転に必要な脳力を高める効果まで期待できます。※運転中は読まないでください。

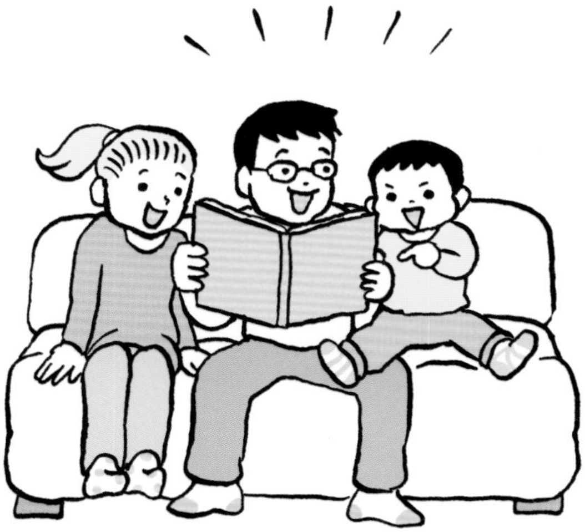

家族や友人と わいわい楽しむ

家族や友人と一緒にいろいろな視点で写真を見て、「自分はこう感じた」などと、話し合ってみましょう。同じ風景でも、人によってまったく見え方が異なることがわかっています。自分の考えを他人に話したり、なぜそう見えたのかなどを話し合ったりすると、アウトプットとインプットの両面から脳を刺激できるため、効果がよりいっそう高まります。

人と会う前に

友人と会う前、仕事の打ち合わせ前に、お気に入りの１枚を見ましょう。自然と共感力が高まり、円滑なコミュニケーションをとることができるようになります。

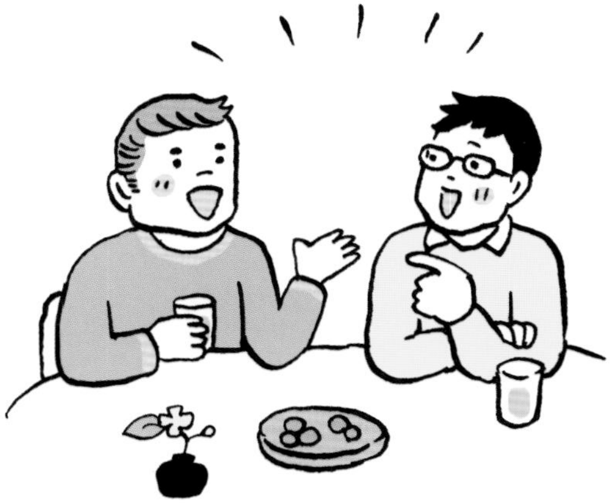

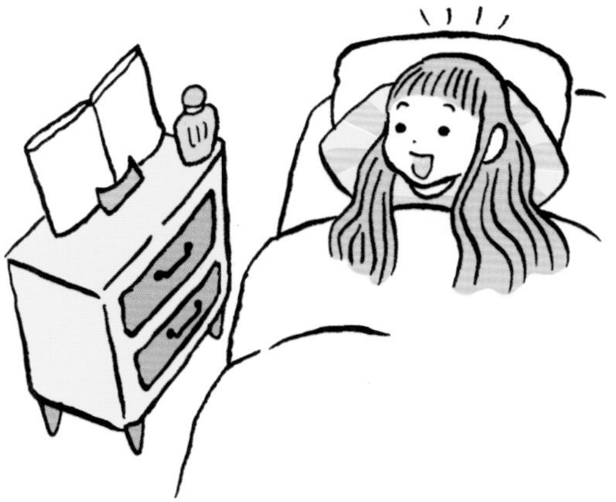

眠れないときに

寝つきが悪いとき、心がホッとするお気に入りの写真を、時間を決めずに「ぼーっ」と見ましょう。すると脳の興奮がおさまり、眠気がおとずれます。蛍光灯などの強い光ではなく間接照明など、やさしい光の下で見ると脳のリラックス効果が高まります。

認知機能テストが効果を証明！

6名のモニターさんに、P20の「写真を見るときの大切な2ステップ」にしたがって、写真を毎日1枚ずつ、1週間見ていただきました。

その前後に認知機能を推し量れる「運転免許認知機能検査」に採用されている問題を解いていただきました。

すると、写真を見た後が20点以上アップしたなど、あきらかな効果がみられた方が続出。

また、集中力が高まった、うっかりミスがなくなったなど、年齢に関係なく全員が写真の効果を実感しているという、驚きの結果が得られました。

モニター1

覚えた絵がすべて思い出せるようになりました

H.S.（55歳・女性）

写真を見た後の2回目のテストでは圧倒的に思い出しやすくなり、絵が頭に浮かんでくるようになった。

ヒントありのテストではすべて思い出すことができてびっくりです。きれいな写真が多くて楽しめました。海外旅行に行きたくなりました。

写真を見る前 ▶ 写真を見た後

67.6点 ▶ 92.6点

モニター2

写真を見て空想することが楽しく、心もおだやかに！

M.Y.（74歳女性）

テレビを観たり、読書するのとは違い、写真を少しの時間見るだけでゆったりした気分になりました。

1枚の写真を見ることで、いままでにはなかった自分の時間ができ、さらにいろいろな世界が空想できて、心がおだやかになる感じがしました。

写真を見る前 ▶ 写真を見た後

97点 ▶ 100点

モニター3

趣味の将棋の勝率が上がりました！

H.K.（82歳男性）

　どの写真もきれいで飽きることなく続けられました。趣味の将棋にも集中して取り組めるようになって、勝率も上がりました。

　写真を見るという経験を積み重ねることが認知機能の改善につながるなら、これは自分にとって大きな発見であり、光明でもあると思いました。

写真を見る前 ▶ 写真を見た後

35.2点　69点

モニター4

写真を見ると頭がシャキッとします

K.S.（46歳男性）

　若い頃と比べて「頭が働かないことが増えたな」と少し不安に思っていましたが、写真を見るだけで頭がシャキッとして冴えが出る気がしました。

　脳をがんばって使う練習をすることの大切さを感じました。継続は力なり！　これからも続けたいと思います。

写真を見る前 ▶ 写真を見た後

68.76点　92.6点

モニター5

集中力が高まったことを実感しています

H.K.（83歳女性）

　写真を見続けたところ、知らないうちに細かいところまで物事を見るようになった気がします。

　日頃から集中力が衰えないように気をつかっていますが、集中力を高めるトレーニングとして非常に有効だと思いました。普段何気なく見ているものを注意深く見ることの大事さに気づかされました。

写真を見る前 ▶ 写真を見た後

97点　100点

モニター6

仕事でのうっかりミスが減りました

M.H.（41歳女性）

　テストの結果が思ったよりもよくてひと安心。写真を見ることで、日頃使っていない脳の部分を刺激されているような感覚になりました。

　仕事でのうっかりミスもなくなって、頭がスッキリ！　お気に入りの1枚ができて、寝る前には必ず見るようにしています。

写真を見る前 ▶ 写真を見た後

95点　100点

2つの特典がついています

＼＼もっともっと脳を鍛えましょう！／／

特典 1　カバー裏の「脳が鍛えられるポスター」をご活用ください

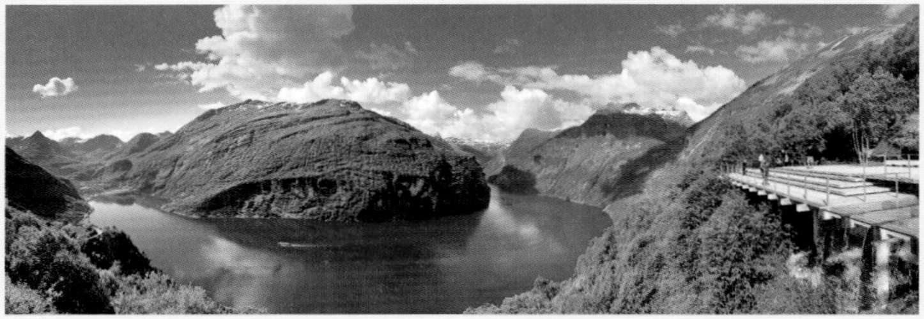

カバーを裏返すと、脳力アップ効果抜群のパノラマポスターが。使い方は自由自在です。リビングに、寝室にと、あなたの好きな場所に貼って、「疲れたなぁ」「眠れないなぁ」「イライラする!!」、そんなときに「ぼーっ」と眺めましょう。脳を鍛え、いやすことができます。

特典 2　WEBサイトから「7枚のおまけ写真」がダウンロードできます

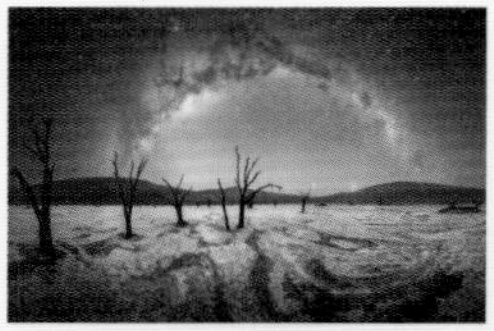
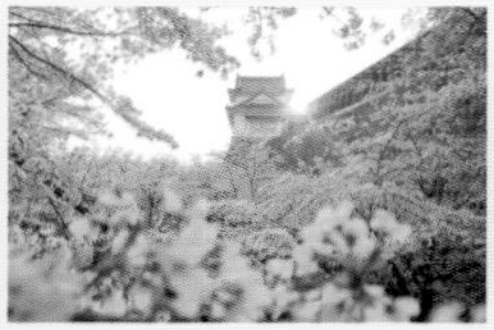
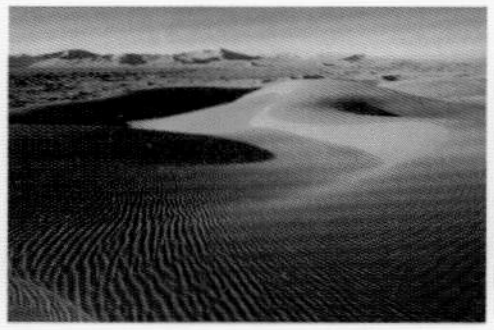
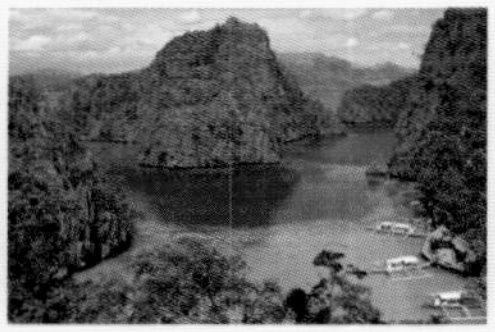
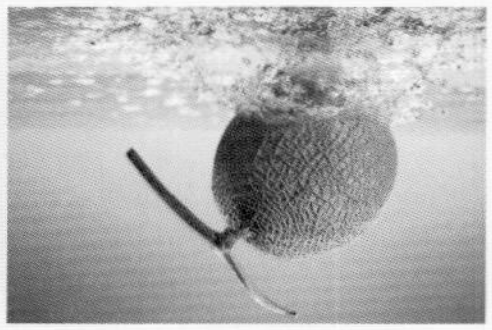
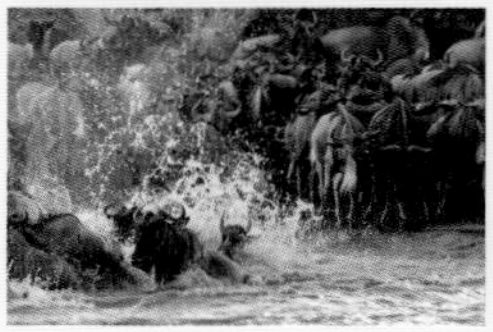
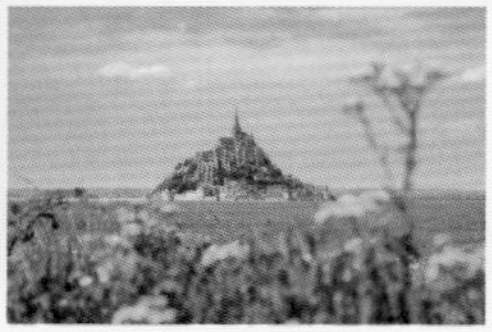

プリントアウトOK!

アスコムWEBサイト
https://www.ascom-inc.jp/books/detail/978-4-7762-1305-5.html

アスコムのWEBサイトから７枚のおまけ写真がダウンロードできます。
上記のURLにアクセスして、ダウンロードしたい写真をパソコンに保存してください。
写真は、Ａ４サイズ・カラーで出力のうえ、お楽しみください。

目次

※本書による効果には個人差があります。

セッション1

Day 1 ≫ Day 7

写真の見方

ステップ 1 写真の全体を「ぼーっ」と見て
脳のウォーミングアップを行います。

ステップ 2 写真の両側に記載のある
「4つの見方」にチャレンジしましょう。

※写真は「ぼーっ」と見るだけでも脳全体が活性化しますが、ここではとくに鍛えられる脳力を4つ紹介します。

Day 1

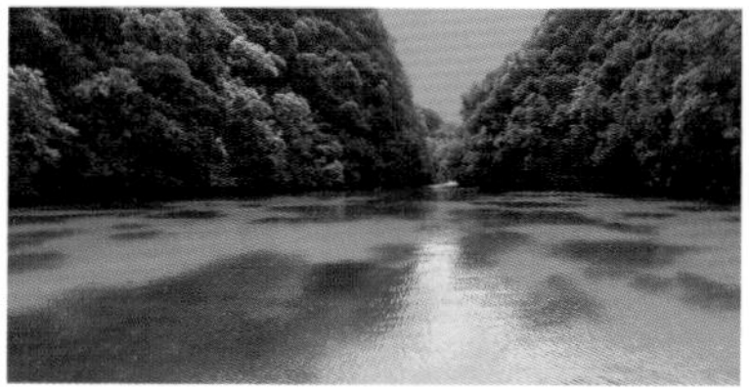

集中力 緑の部分を優先的に眺めてみる

自然の緑を見るとストレスが軽減され、若い人でも高齢者でも無意識のうちに集中力や注意力が4～8倍も高まることがわかっています。好きなだけ見てみましょう。

記憶力 30秒間 目を左右に動かして全体を眺める

目を左右に動かすと、右脳と左脳がともに活発になり、記憶力が高まることが脳の研究でわかっています。眼球だけを大きく動かして景色の端から端を見てみましょう。

意欲 水に手を入れたときの冷たさや水の感触を想像する

その場にいるような気持ちになって、水に手を入れたらどう感じるかを想像します。感覚を想像すると五感が刺激されて幸福を感じやすく、脳が活性化してやる気が高まります。

判断力 水のなかに何があるかを想像する

魚がいる、水底に小石があるなど、想像力を働かせましょう。小さな手がかりから、そこに何があるかを想像することは、判断力や先見力を磨くことにつながります。

Day 2

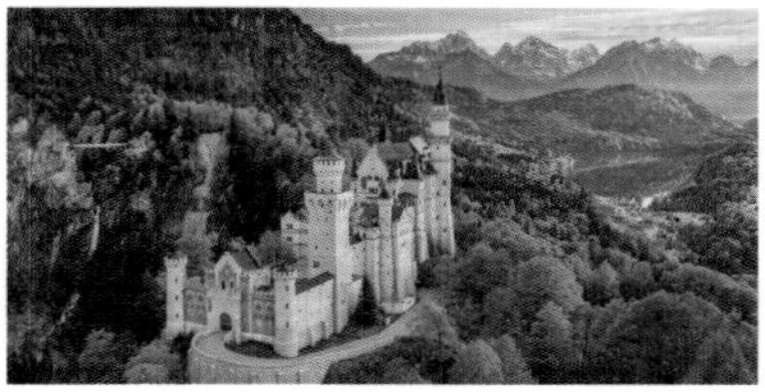

集中力

まばたきをせず気になった景色を集中して見る

まばたきの回数が少ないと、集中力が高まることがわかっています。1点をじっと見つめることで、脳を活性モードにさせましょう。見つめた後もしばらく集中力が高まります。

判断力

木に覆われている地面の状態を想像する

目に見えないものを想像することで、現状を冷静に判断し、先を読む力が鍛えられます。お城から街や橋までの道が、どのようにつながっているのか想像するのも効果大です。

感情コントロール力

お城から見下ろした景色を想像する

あなたがお城のどこかの窓の前にいると仮定し、眼下に広がる景色を想像しましょう。異なる視点からの景色を想像して見ることで、客観視を司る前頭前野が働き、物事を冷静に見る力が高まります。

共感力

街の人はどんな暮らしをしているか想像する

街の人たちの暮らしぶり、人々がどんなことを考えて生活しているかなどを想像すると、脳の共感力を司る部位が活性化して、思いやりをもった行動をとりやすくなります。

Day 3

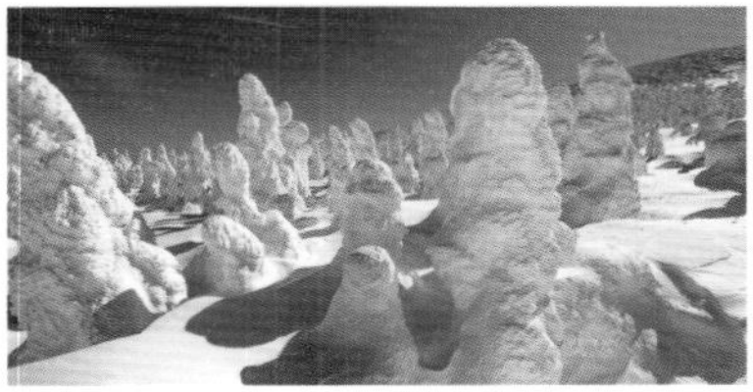

意欲

雪に囲まれたなかでの空気感を想像する

その場にいるような気持ちになって空気の冷たさや、息を吸った感覚を味わってみます。視覚と一緒にほかの感覚を想像することで、脳がより活性化しやすくなります。

判断力

雪がなくなったらどんな景色になるか想像する

雪が溶けた後の景色はがらりと変わります。その景色を想像しましょう。現在の風景をヒントにして、その先を推測することで、危険を回避する力も高まります。

実行力

雪がどんなふうに落ちるか想像する

積もっている雪が落下するときどんな音がするか、どんなふうに落ちるか感じてみましょう。物の動きを想像すると運動野が活性化されて、先延ばしが減ったり、体が動きやすくなります。

共感力

面白いと思える部分を探してみる

あなただけではなく、誰が見ても面白いと感じるような箇所を探しましょう。面白いことを伝えるためには、相手の視点にならなければならないため、共感力が鍛えられます。

Day 4

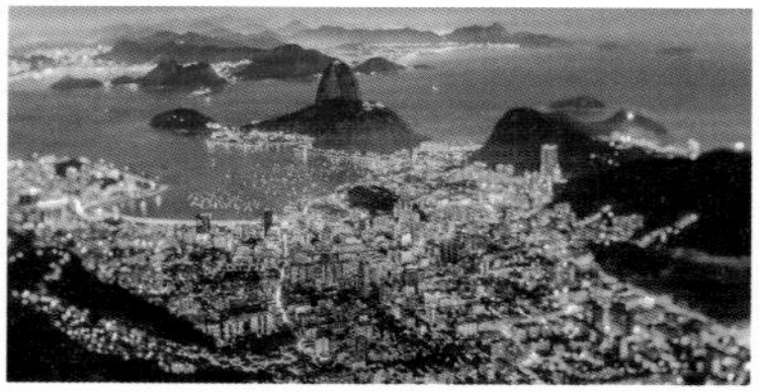

判断力　気になる場所を探してなんのためのものか考える

「山の頂上に何があるんだろう？　それはなんのため？」「この建物や光は何だろう？」と、気になる場所を探してみてください。物事の因果関係を考えることで、とっさの判断がスムーズになります。

集中力　ピントが合っている場所を10秒間凝視する

ピントが合う部分を見ると、脳は快感を覚えやすく、集中しやすくなります。さらに、好きな場所を選ぶと脳がより活性モードになります。毎回見る場所を変えてもOKです。

感情コントロール力　写真のなかのどこかに住んでいる自分を想像する

どのあたりに住みたいか、そこでどんな生活をするのかを想像しましょう。視点を変えて物事を見る訓練となり、物事を客観視するうえで重要な役割を果たす前頭前野が鍛えられます。

記憶力　目を閉じて写真を思い出してみる

目を閉じて写真を頭のなかで再現してみましょう。視覚で得た情報を頭の中で再現しようとすると、脳の短期記憶（ワーキングメモリ）が鍛えられます。

Day 5

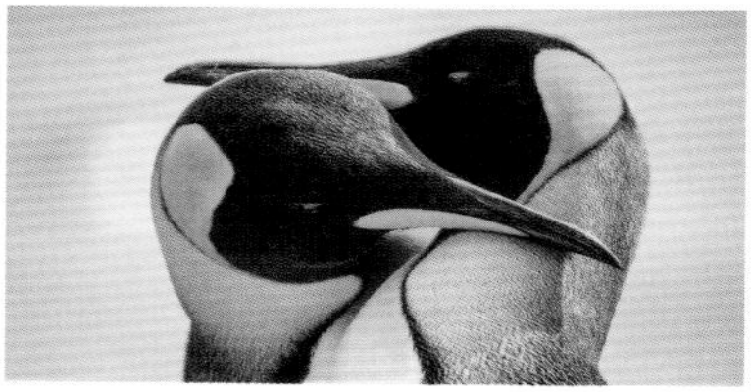

共感力　ペンギンがどんな気持ちか考えてみる

他者の気持ちを理解しようとすると共感力を司る脳の部位が活性化します。また2羽のつながりを感じるとオキシトシンが出て、人の話に集中しやすい効果も期待できます。

実行力　触れ合う3秒前に映像を巻き戻して再生する

キュルキュルと時を巻き戻して、ペンギンがどのように触れ合ったのか、頭のなかで再生してみてください。動きを想像すると、運動野が活性化して実行力を高めます。

意欲　もっともツルツルしている場所を探す

多くの候補から何か1つを選ぶと、脳からやる気のホルモン「ドーパミン」が分泌されます。ツルツルした場所を触ったときの感触を想像すると、さらに脳が活性化します。

判断力　口のなかはどうなっているか想像する

ペンギンが口を開いたら、どんな色や形になっているか？　歯はあるのか？　などを想像してください。自分が知っている情報を整理して、判断する力を鍛えることができます。

Day 6

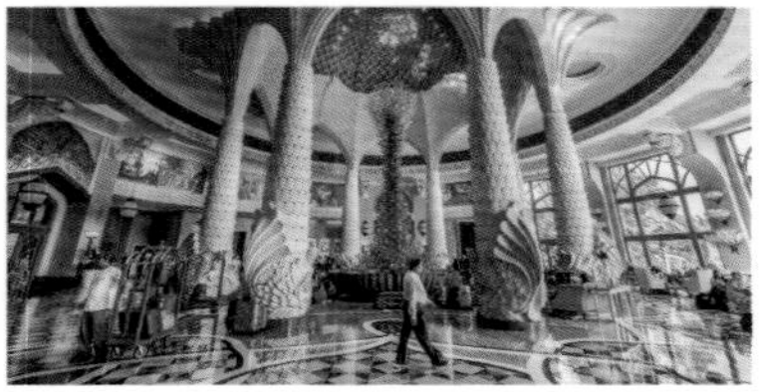

判断力

ロビーの外に広がる景色を想像する

窓から見える景色、ロビーの雰囲気などをヒントに、外の景色を想像してみましょう。いま見えている情報を手がかりにして、物事を推理する力が鍛えられます。

共感力

他人が笑ってくれるようなセリフを考える

人や物、装飾などに、いわゆる「つっこみ」を入れてみましょう。他人を笑わせることを考えるのは、他人の気持ちになって物事を考えるよいトレーニングになります。

集中力

好きな色を１色決めて集中して見る

たくさんの色のなかから好きなものを1つを選ぶと、ドーパミンが分泌されます。また、まばたきをしないと脳が覚醒モードになるため、集中力が高められます。

意欲

ロビーの香りや室温などを想像する

ホテルのロビーにいることを想像して、そこでの香りや空気を感じてみます。五感の感覚を想像すると、写真で見た内容が脳内でリアルに再現され、脳への刺激が多くなります。

Day 7

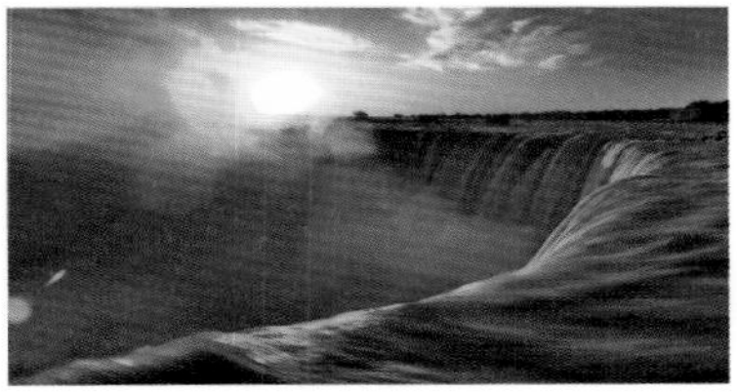

実行力

滝から落ちたときの感覚を想像する

どんなふうに体を動かすのかを考えると、脳のてっぺんにある運動野という部位が活性化します。その結果、考えを実行に移しやすくなったり、計画を遂行する力がつきます。

集中力

気になる１点を見つめながら水の落ちる音を想像する

まばたきせずに写真を見ると、脳は自然と集中モードになります。水の落ちる音を想像することで脳に刺激を与え、意欲まで同時に高める効果が期待できます。

記憶力

目を30秒間左右に動かし全体を眺める

人間の視野は縦よりも横に広がっているため、視野を広く使うと脳がより活性化して、記憶力が高まることがわかっています。滝の端から端まで目を動かして眺めてみましょう。

判断力

流れが一番速い場所と遅い場所を考える

写真の細かいところまでしっかり見て、流れの速さの違いを感じてみます。かなりの観察力と想像力が必要となりますが、現状から推理することで、瞬時の判断力が鍛えられます。

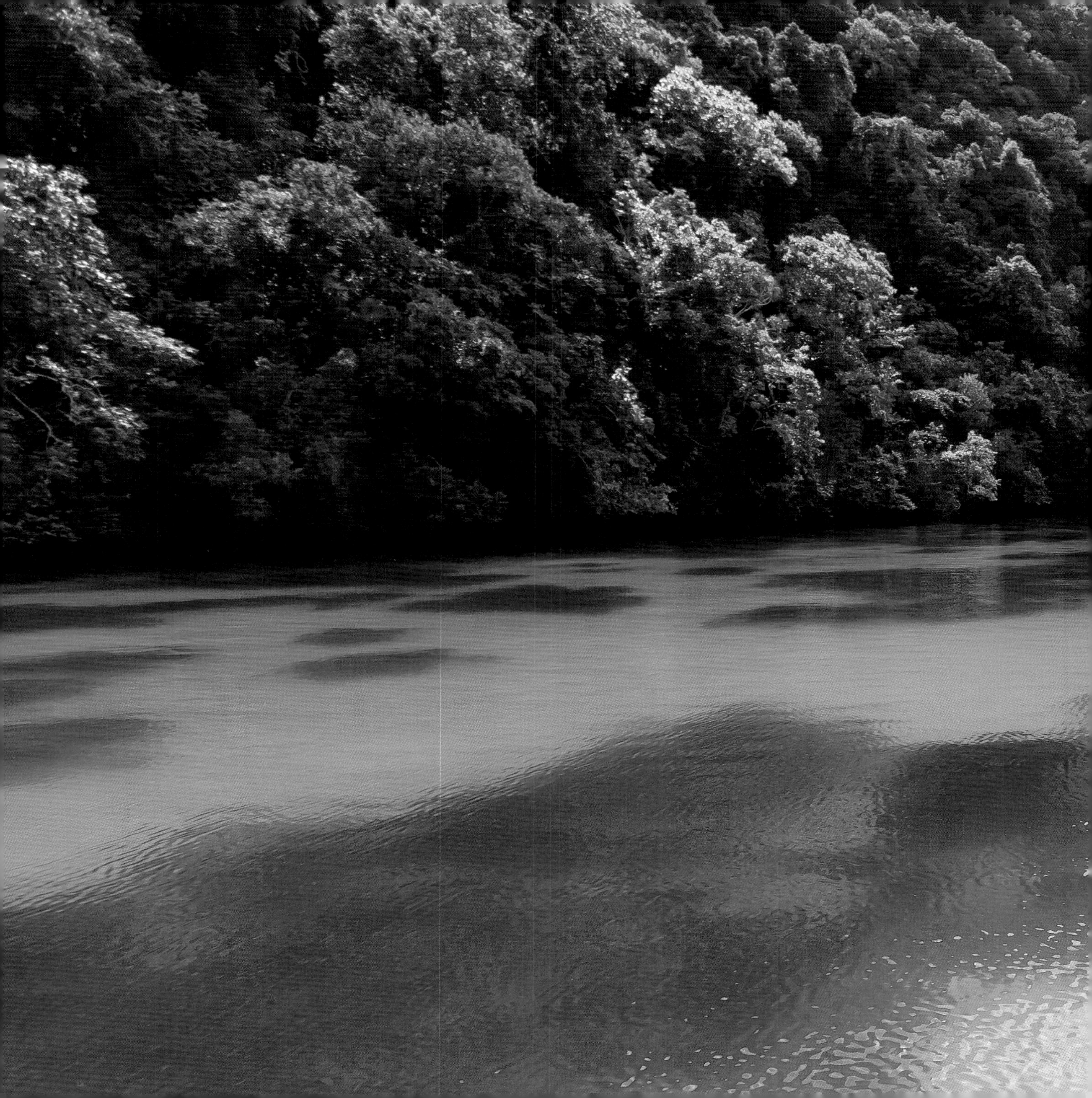

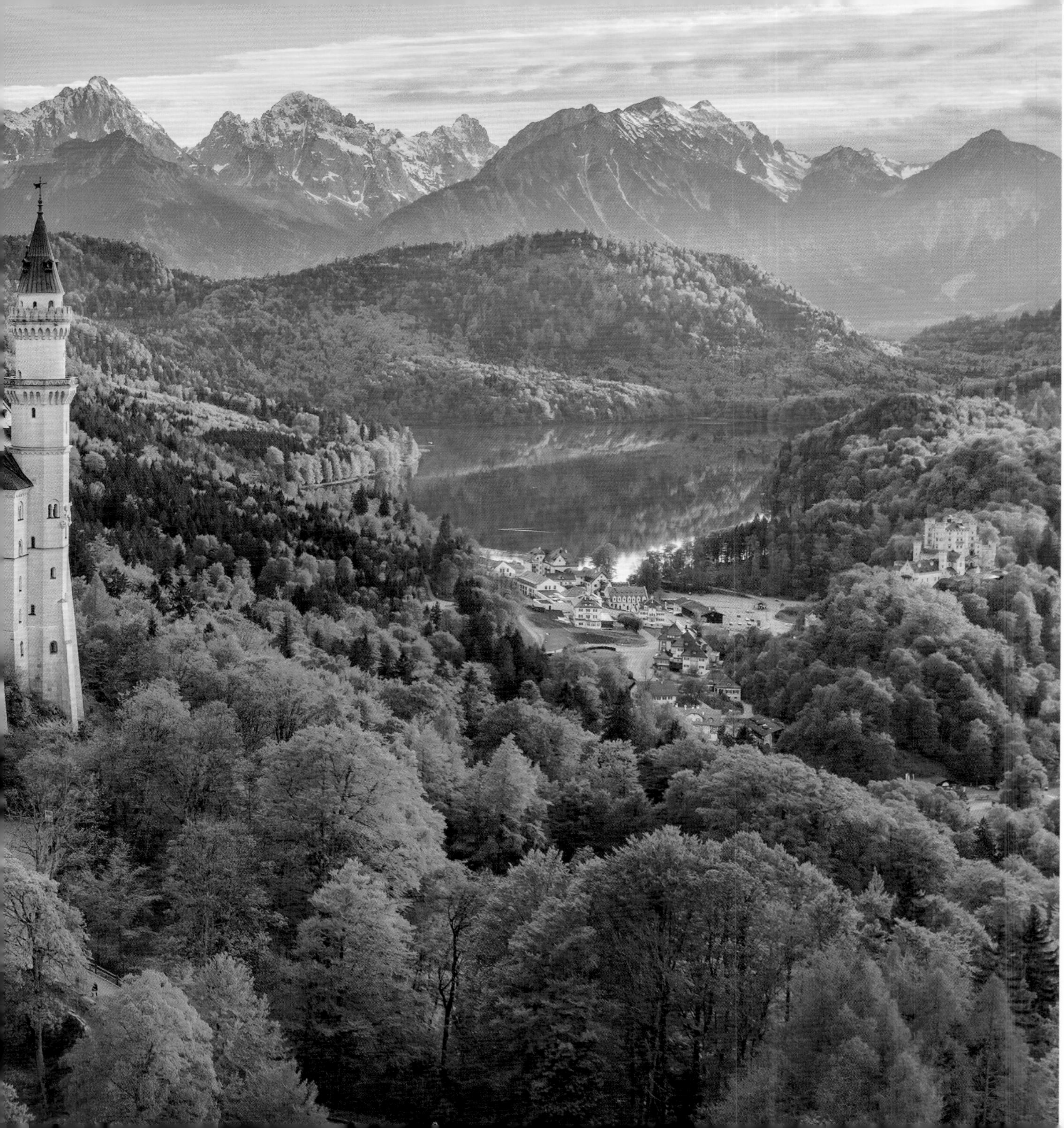

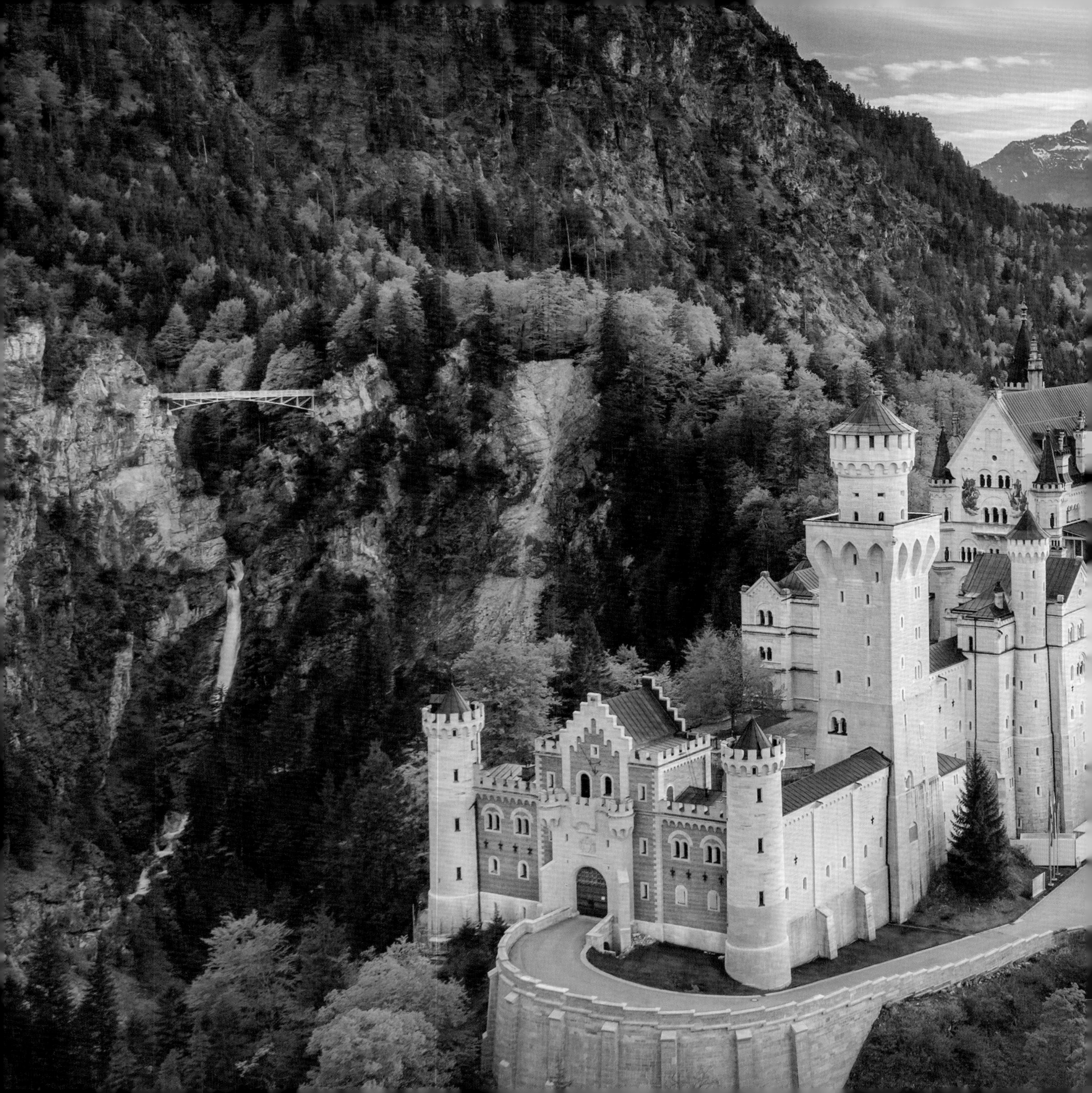

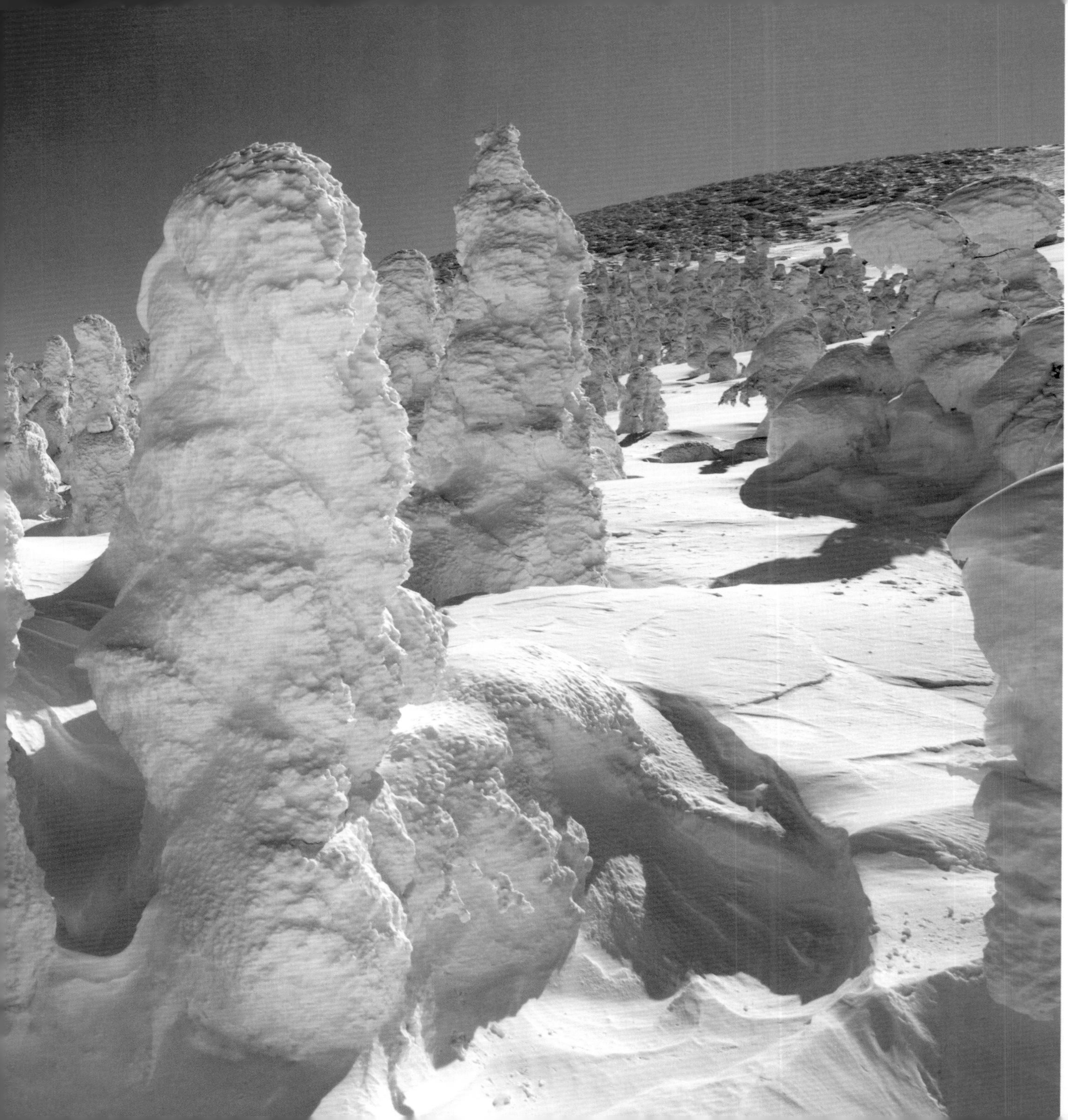

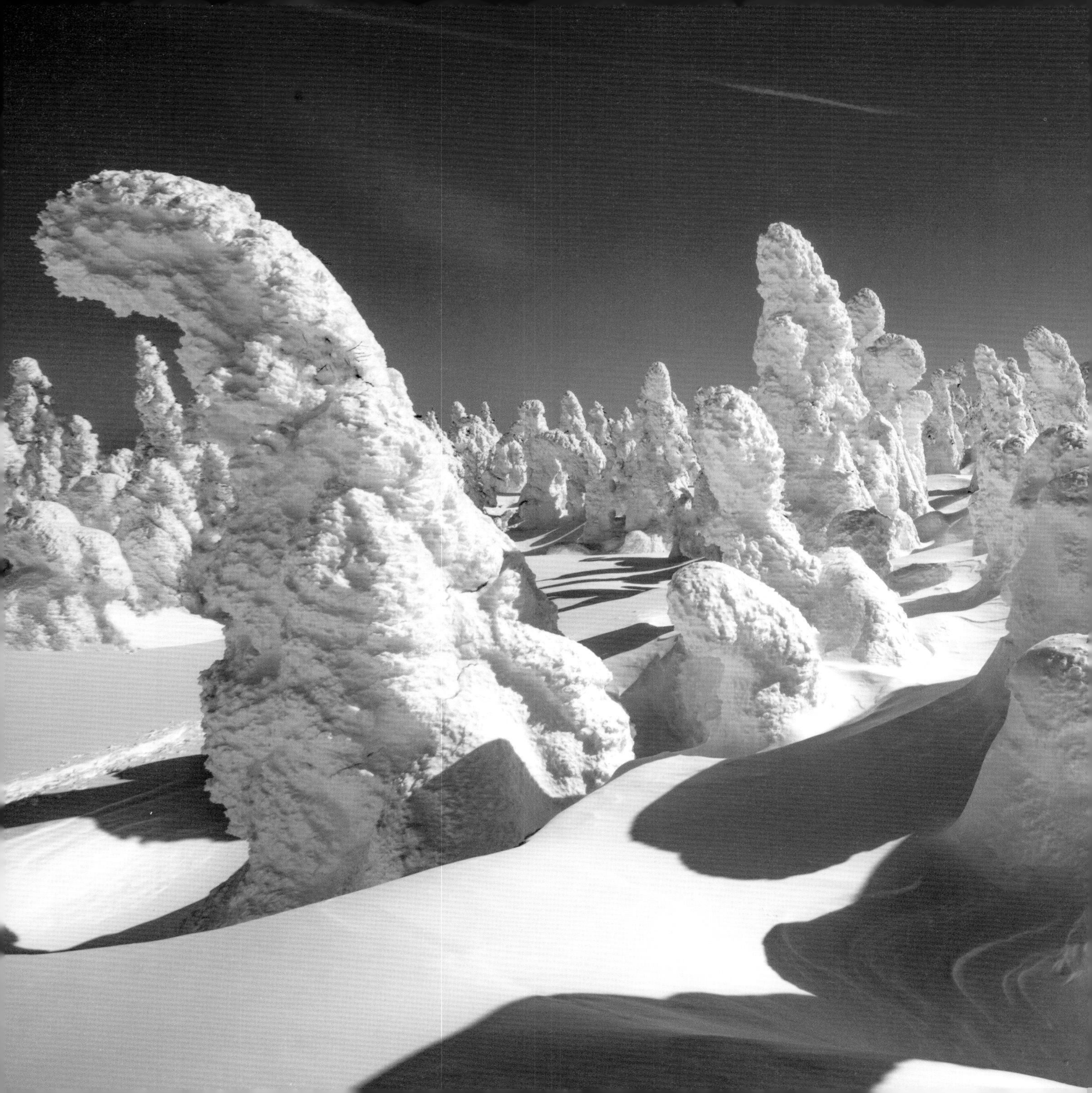

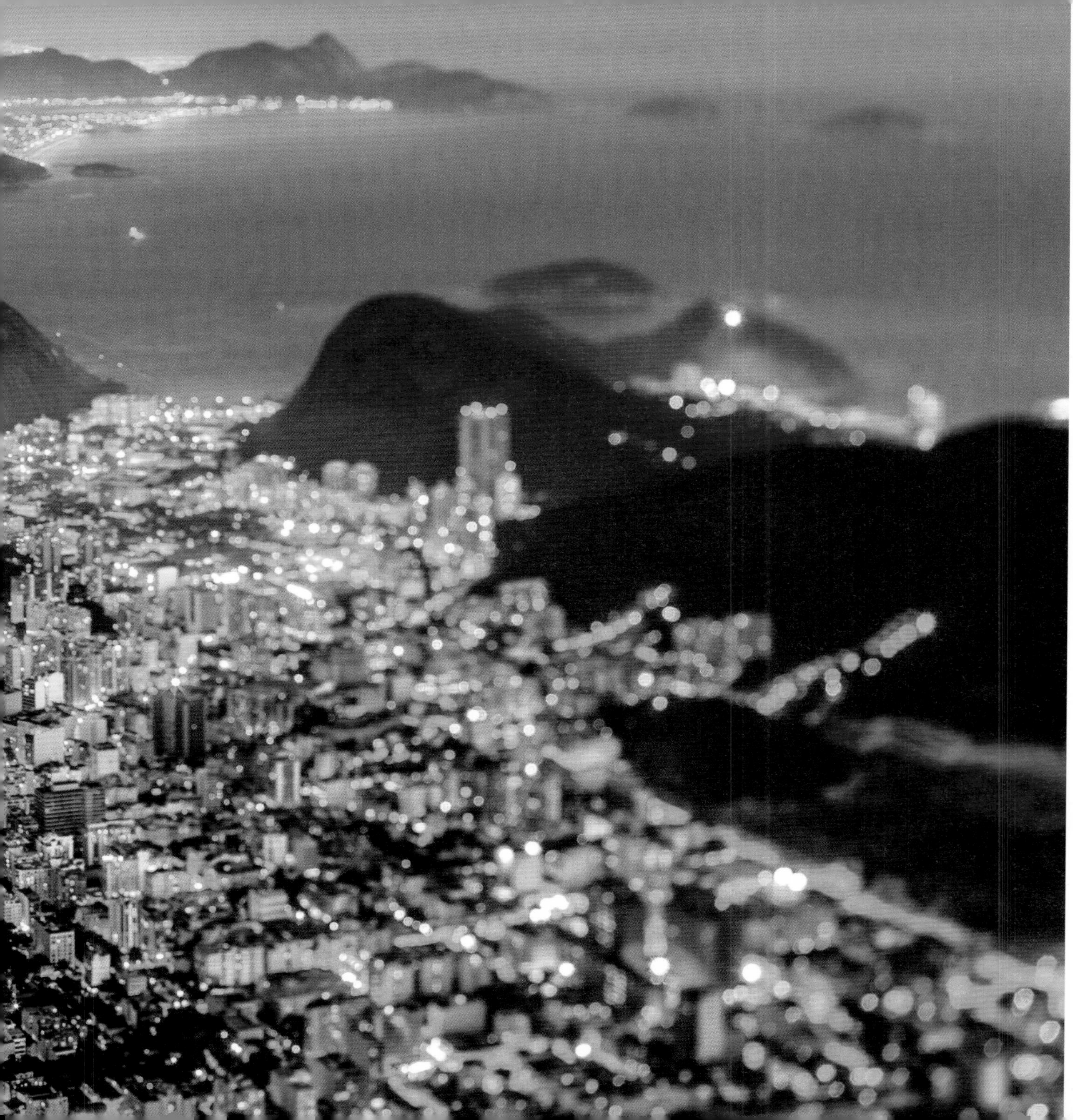

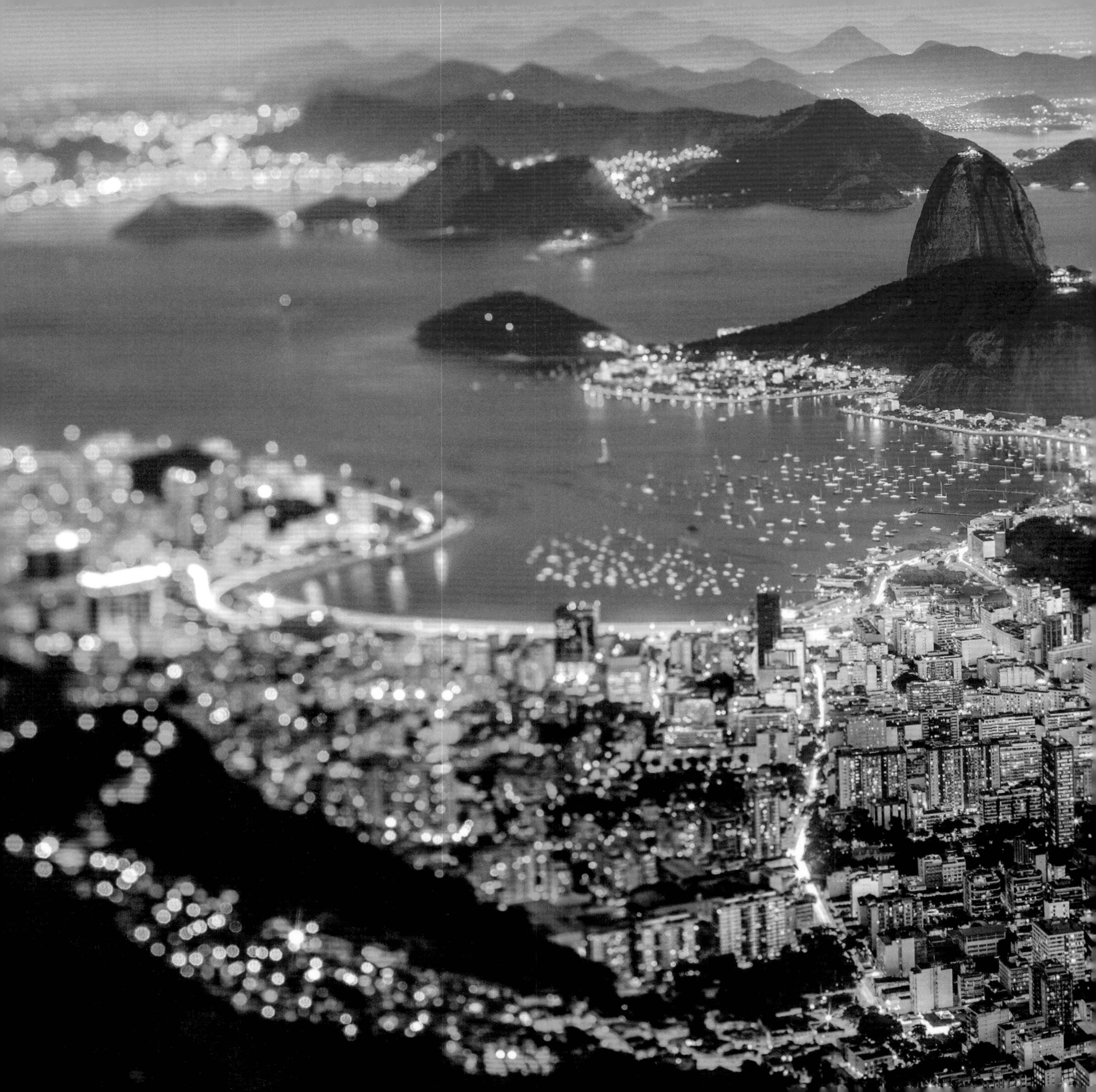

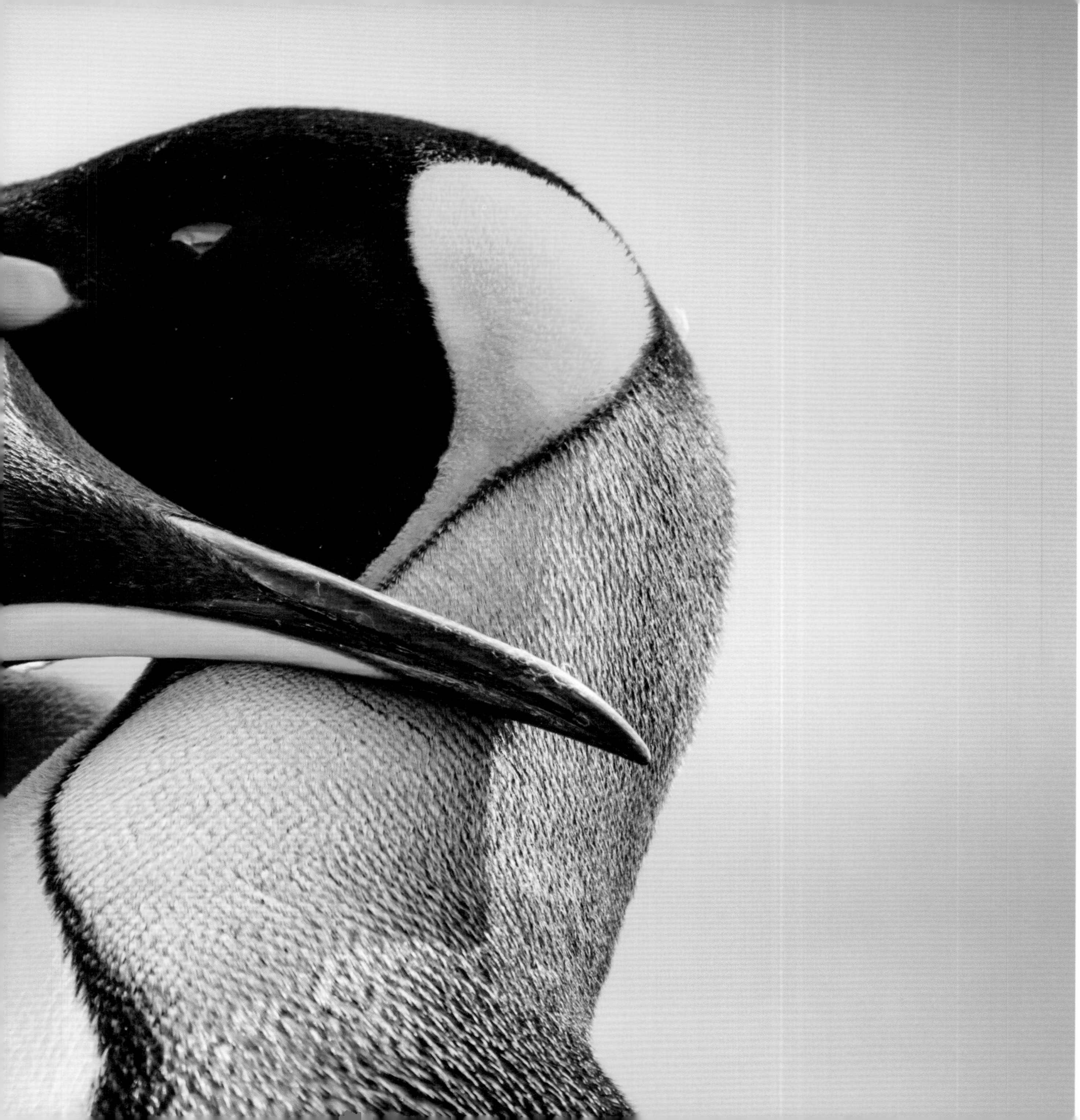

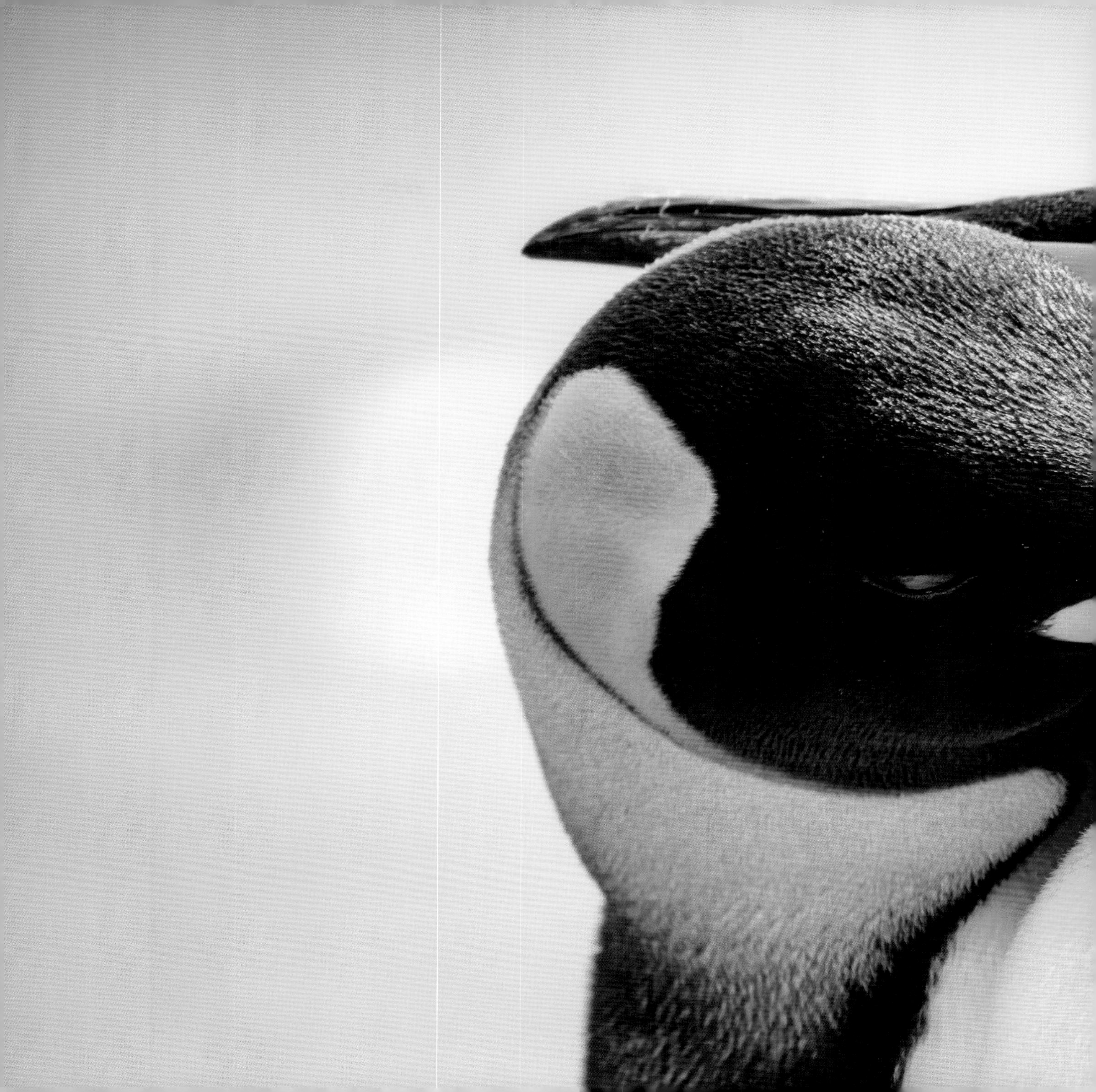

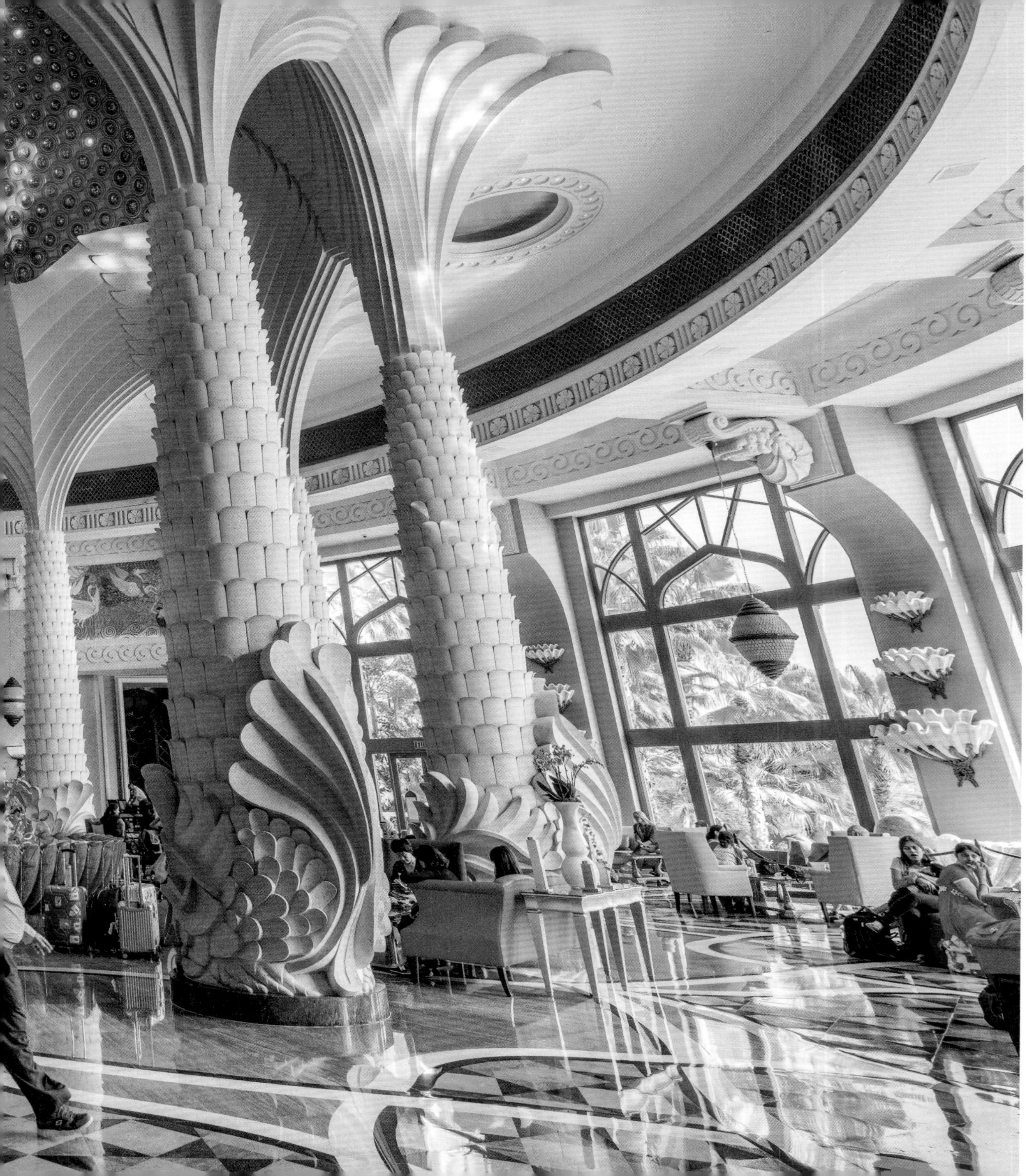

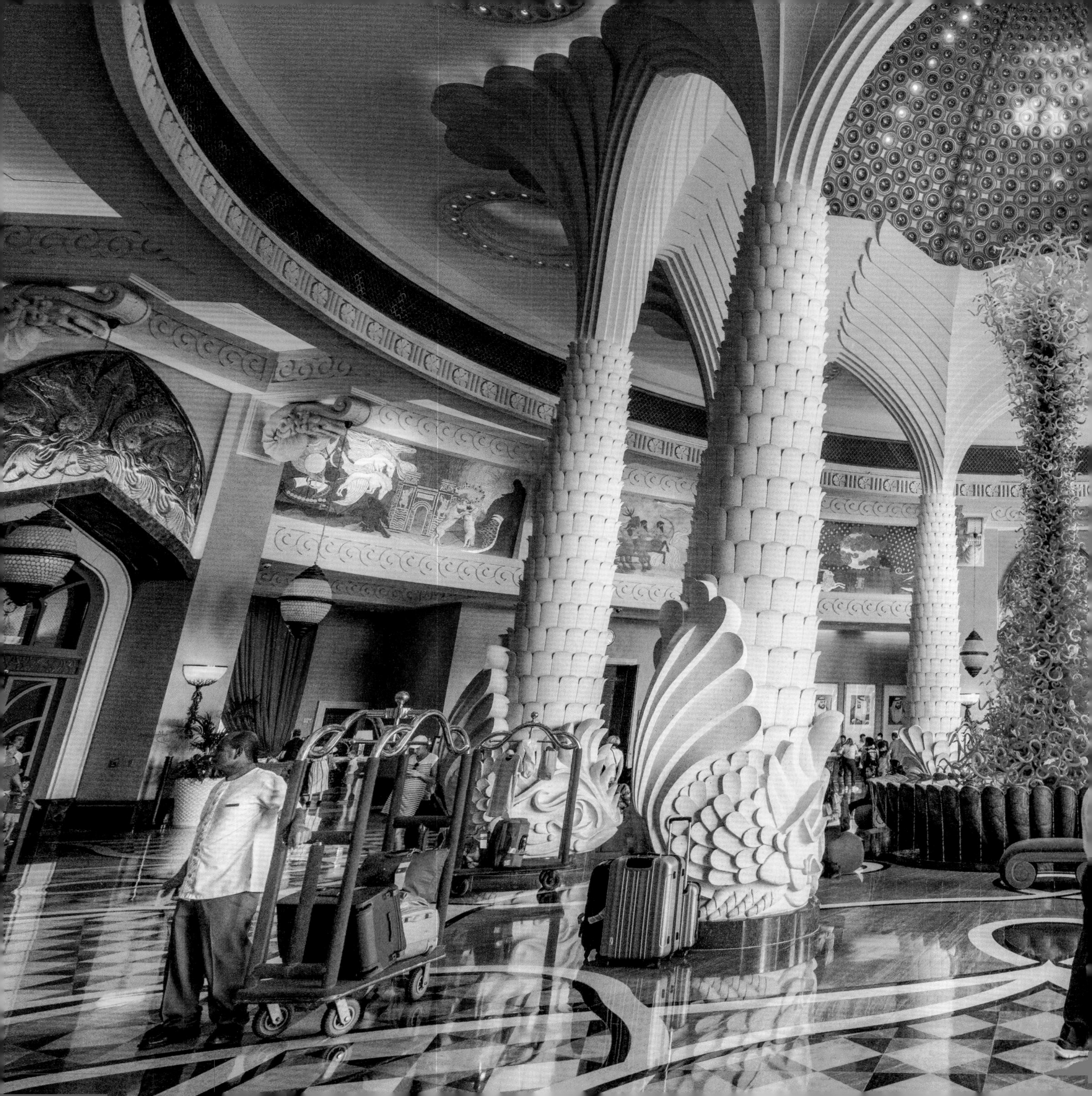

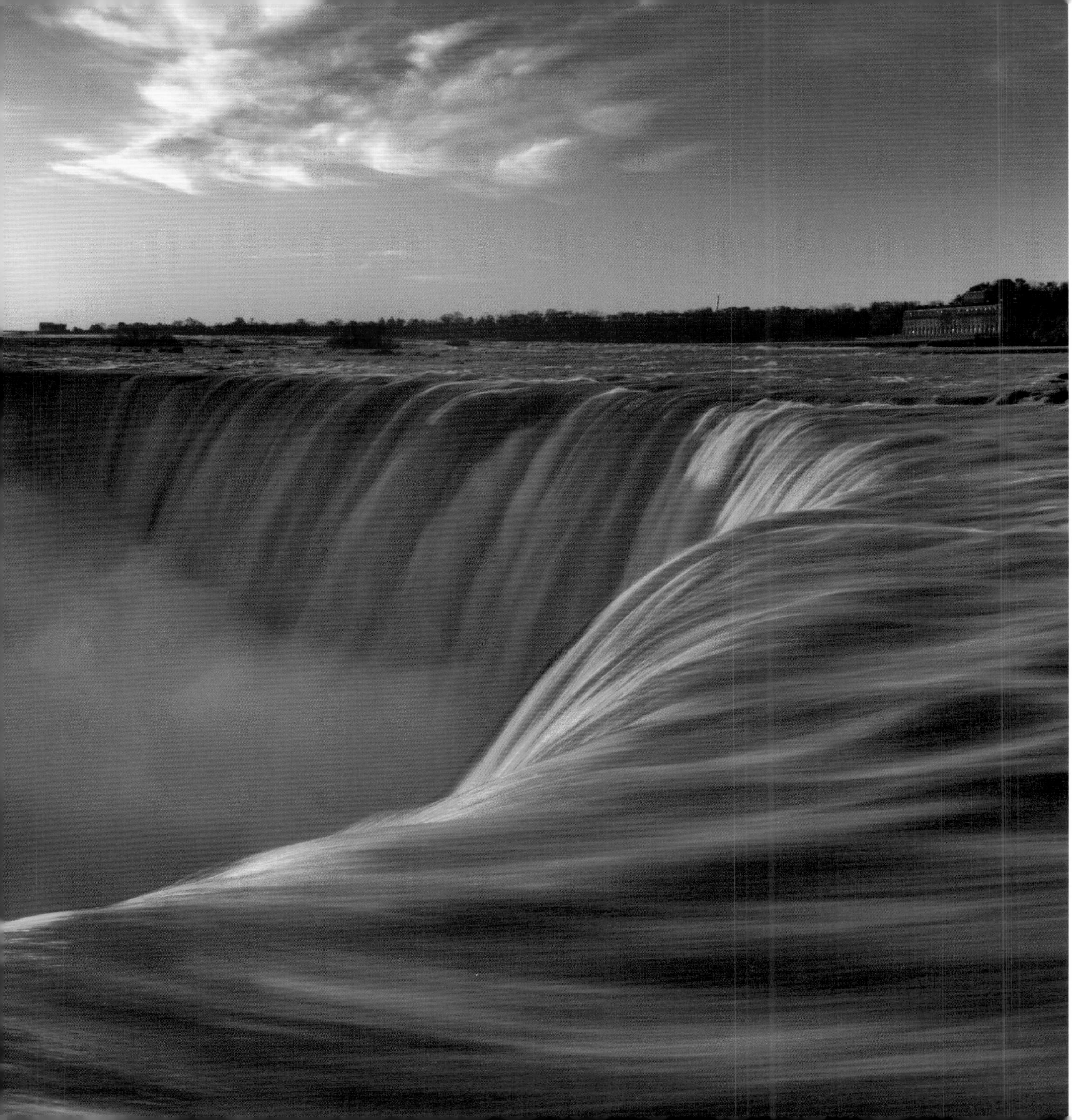

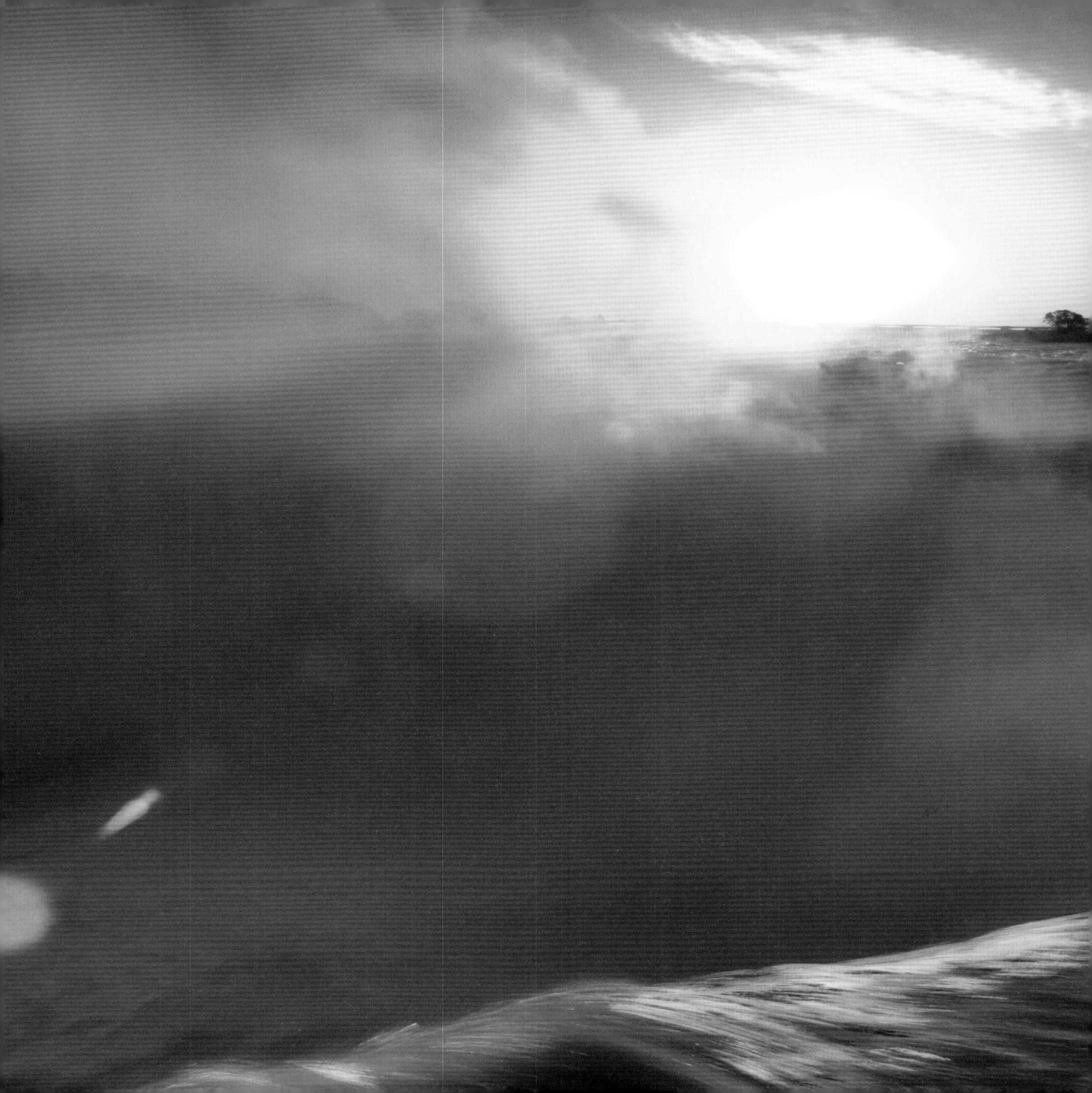

セッション2

Day 8 ≫ Day 14

写真の見方

ステップ1 写真の全体を「ぼーっ」と見て
脳のウォーミングアップを行います。

ステップ2 写真の両側に記載のある
「4つの見方」にチャレンジしましょう。

※写真は「ぼーっ」と見るだけでも脳全体が活性化しますが、ここではとくに鍛えられる脳力を4つ紹介します。

Day 8

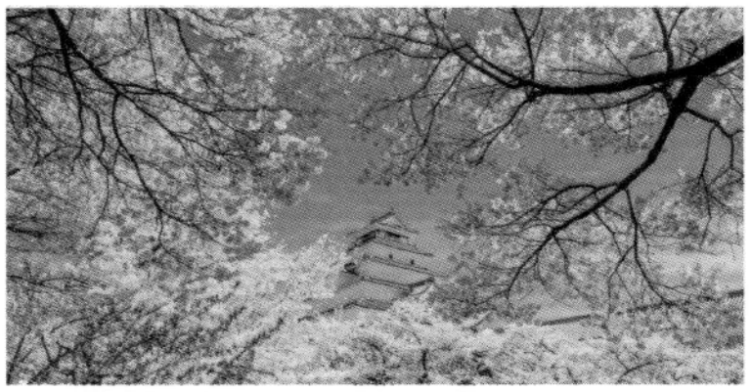

集中力　全体を見渡した後、お城に集中して10秒間見る

まずは全体をくまなく見渡して、桜を鑑賞してみましょう。ストレスが減った状態で、中央のお城を凝視します。まばたきが少ないほど脳が覚醒して、集中力が高まります。

共感力　どんな想いで人がここを訪れるのか想像する

訪れる人の気持ちを想像し、その人とのつながりを感じてみましょう。つながりを感じるほど幸せホルモンのオキシトシンが分泌され、人の話に共感できるようになります。

意欲　自分が好きと思えるピンク色の部分を探す

同じピンクでも、よく見ると微妙に違うものです。違いを発見し、好みの色を選んでみましょう。好きな色を選ぶとセロトニンやドーパミンが分泌されて、幸福度が高まります。

判断力　朝や夕方、夜はどんな景色になるか想像する

時間によって景色の見え方は大きく異なります。その景色の移ろいを想像します。先を読む力をつけると、判断力や計画性の向上のほか、転倒防止効果なども期待できます。

Day 9

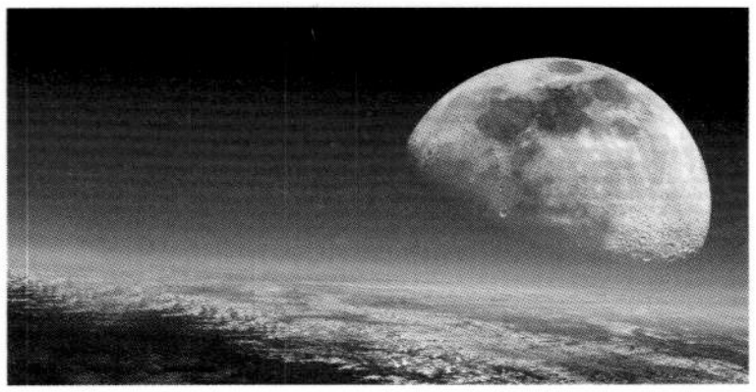

感情コントロール力

月から地球を見たらどう見えるか想像する

イライラや不安はその世界に完全に入り込んでしまっている状態。月から地球を見ることで自分が小さく感じるため、マイナスの感情まで小さく感じる効果が認められています。

意欲

場所によって温度がどのくらい違うのか感じる

いろいろな場所を選び、その空間の温度の違いを想像しましょう。肌の感覚は体の感覚のなかでも大切なもののひとつ。脳に刺激を与えて、脳を活性化させることができます。

判断力

うさぎ以外に、月面がなんに見えるか考える

月面がうさぎの形というのは、日本特有の見方です。既成の概念にとらわれず、どんな形に見えるか想像してみましょう。幅広く考えることで、正しい判断力が磨かれます。

集中力

地平線やクレーターのどこか１点を集中して見る

直感的にどこか気になる場所を探し、そこをまばたきの回数を減らして集中して見ます。とくに遠い所を見ると視線が固定されやすく、集中力が高まりやすくなります。

Day 10

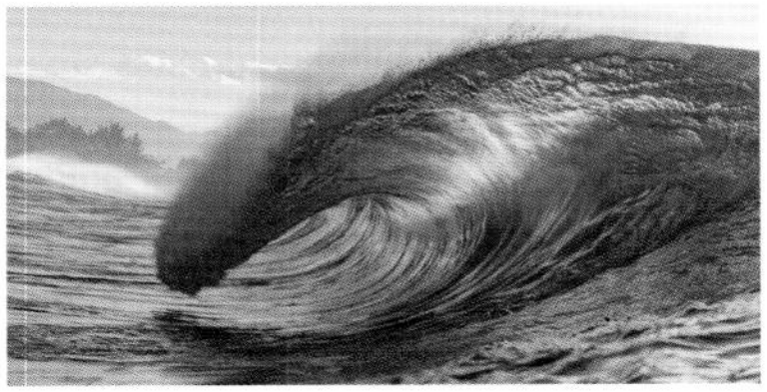

実行力

波をくぐり抜けている自分の体の動きを感じる

この波をどのようにくぐり抜けるか、どんなふうに体を動かしていくかを想像してみます。体の動きをイメージすると運動野が刺激され、実行力が高まりやすくなります。

意欲

波の音や水しぶきを浴びている感覚を想像する

どんな音がするのか耳をすましたり、肌にどんな感覚を覚えるかなど、五感の感覚を想像しましょう。脳に複数の刺激が伝わり、活性化されます。

記憶力

深呼吸して左右に視線を動かしながら30秒間見る

深呼吸しながら、頭を動かさずに眼球だけを大きく左右に動かすことを意識して見ることが効果を高めるポイントです。目を動かすことで脳の記憶力を司る部位が活性化されます。

感情コントロール力

波の合い間から見たときの景色を想像する

この波のなかや海のどこかにいると仮定し、そこからどんな景色が見えるのかを想像しましょう。視点を増やすと、物事を客観視するうえで重要な役割を果たす前頭前野が鍛えられます。

Day 11

記憶力 目を閉じて写真で見た内容を頭のなかで再現する

目を閉じて、写真で見た内容を頭の中で再現してみましょう。視覚で得た情報を頭のなかで再現すると、脳の記憶を司る部位が活性化され、物忘れなどを改善できます。

共感力 好きな人と火を囲んでどんな話をするか想像する

どんな話なら好きな人を楽しませられるか、話が弾むかなどを考えることで、脳の共感力を司る部位が活性化し、自然と相手の立場に立って物事を考えられるようになります。

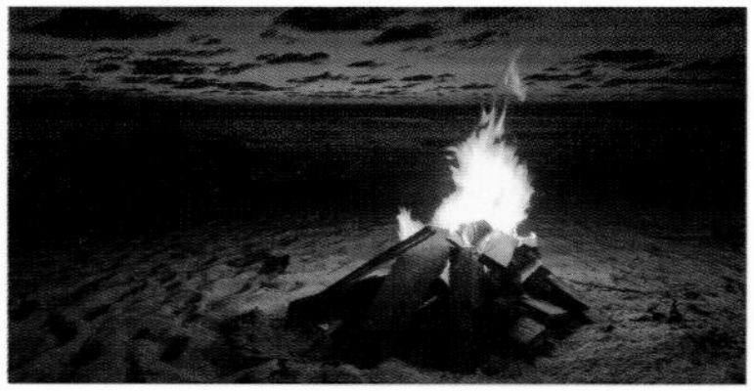

判断力 ここで何を焼くとおいしいか考える

いまの状況から、何をすると一番楽しいかを考えることは、計画性を司る前頭前野を刺激します。とくに好きなもの、食べたいものを想像すると意欲まで高まります。

意欲 火が燃える音や匂い、暖かさを想像する

その場にいる気持ちになり、薪《まき》がはぜる音や、匂い、火の暖かさを想像してみましょう。五感をイメージすると、その場にいるような感覚になれるため、脳が活性化されます。

Day 12

判断力 どの順番で食べるか考える

一番おいしく食べるにはどうすればいいか、食べる順番を考えてみましょう。先を推測するときに使用する脳の部位が活性化され、物事を適確に判断する能力が高まります。

記憶力 目を閉じて、どんな順番で並んでいたか再現する

目を閉じて思い出すことは、物事を短期的に記憶するワーキングメモリを活性化します。買い物するものや、電話番号などを覚える力を高めることが期待できます。

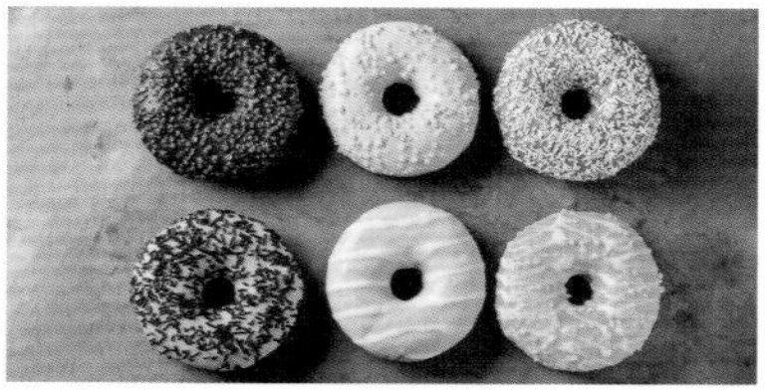

感情コントロール力 脳内を好きなドーナツの色にしてみる

イライラしたり、不安なとき、脳内は暗い色のイメージになっていることがわかっています。ドーナツの明るい色を頭のなかでイメージすると、気持ちが明るくなります。

共感力 写真のドーナツを話題にどんな話をするか考える

他人を楽しませるためには相手の状況を理解している必要があります。発する言葉を考えることで、共感力を司る部位が活性化し、思いやりのある言動がとれるようになります。

Day 13

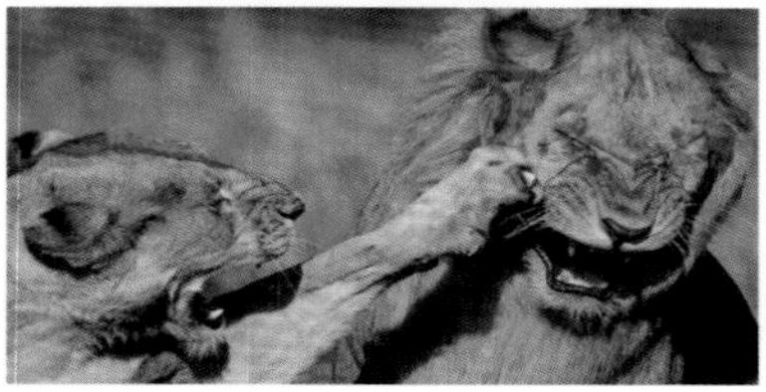

共感力 ライオンがなんと言っているかを言葉で表現してみる

パンチする側、される側のライオンになりきり、それぞれどんな言葉を発するか考えます。相手の立場に立って言葉を考えることで、脳の共感力を司る部位が活性化します。

集中力 もっとも毛並みのよい部分を5秒以内に探す

毛並みのよい部分をすばやく選び、そこを触ったらどう感じるかを想像してみます。物事を選択する行為には、集中力を高めるドーパミンの分泌をうながす効果があります。

実行力 パンチする側、される側の感覚を想像する

ライオンになりきり、パンチする側、される側だったらどう感じるかを考えます。体の動きを司る運動野という部位が活性化され、イメージしたことを行動に移しやすくなります。

判断力 周りにどんな景色が広がっているか想像する

2頭のライオンがどんなところにいるのかを想像します。写真から得られる情報、自分が知っている情報を駆使して推測してみましょう。情報を整理する力が鍛えられます。

Day 14

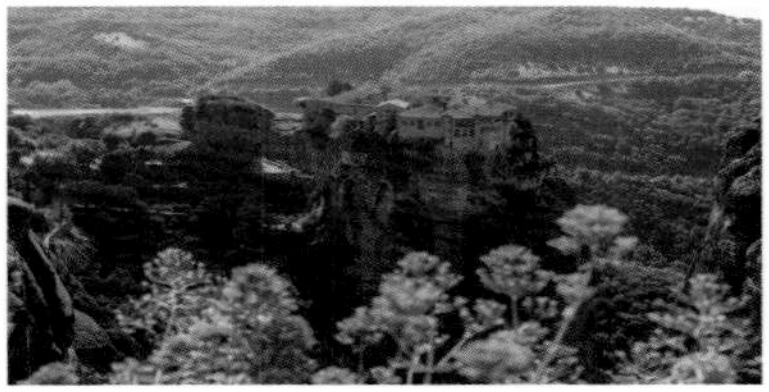

集中力 全体を見渡した後、建物に集中して10秒間見る

まずは全体をくまなく見渡して、緑や花を鑑賞してみましょう。ストレスが減った状態で中央の建物を凝視します。まばたきが少ないほど、脳が覚醒して集中力が高まります。

実行力 建物の窓から下を見たときどう感じるか想像する

崖を見下ろしたときの感覚、ヒヤッと体をこわばらせたときの体の状態を、頭のなかで想像します。体の動きを司る運動野が活性化され、考えを実行に移しやすくなります。

感情コントロール力 建物や道路からこちらを見たらどう見えるか想像する

建物のなか、道路上など、いろいろな場所にいると仮定して、そこから見える景色を想像してみます。視点が増えるほど客観視の脳部位が活性化し、感情が安定します。

判断力 なぜ、こんな所に建物が立っているのか考える

崖の上に建物がある理由を考えましょう。「なぜ？なんのため？」と考えることで、脳の判断力を司る部位が活性化され、情報に惑わされず正しい判断をする力が身につきます。

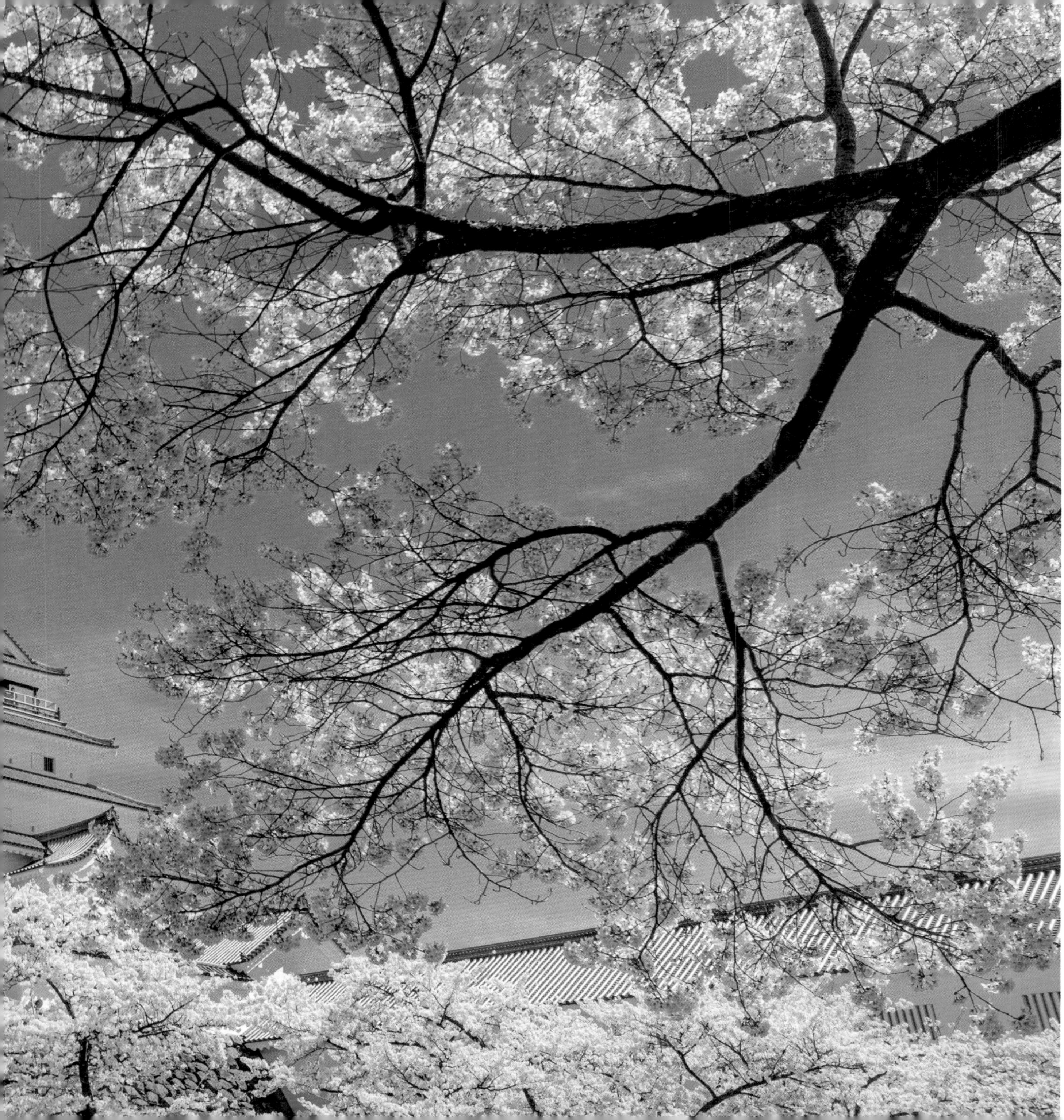

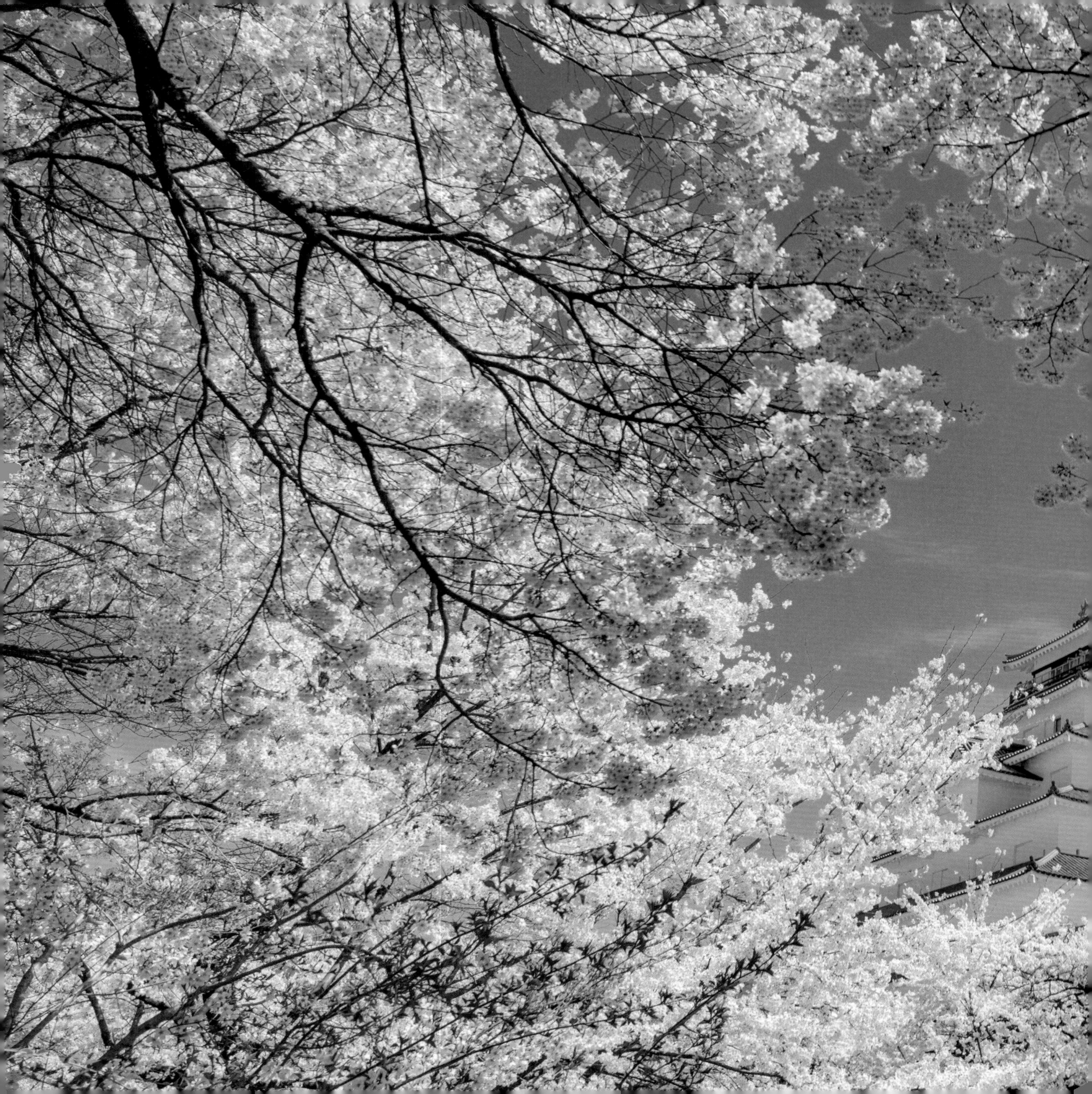

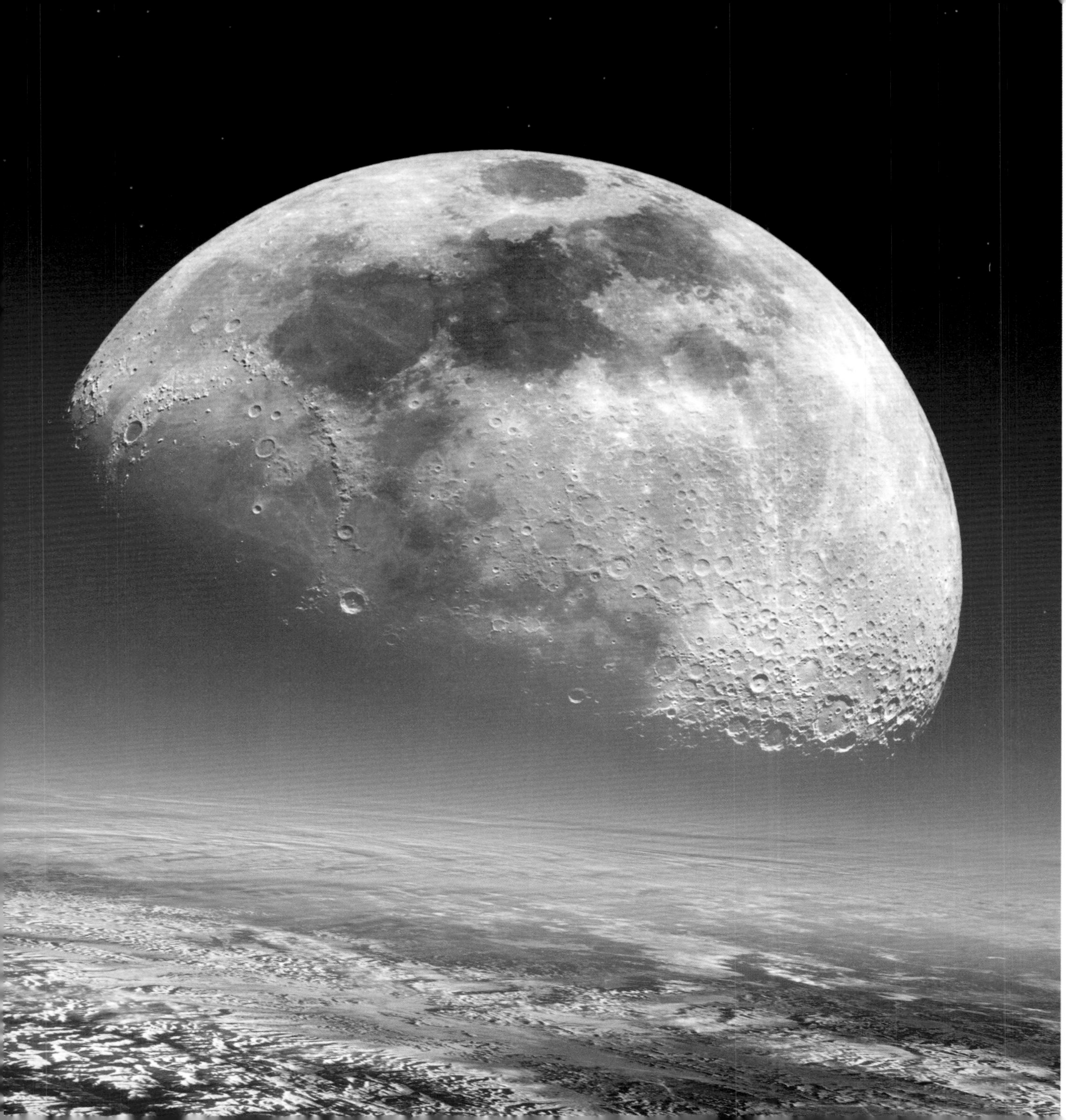

判断力　集中力　感情コントロール力　意欲

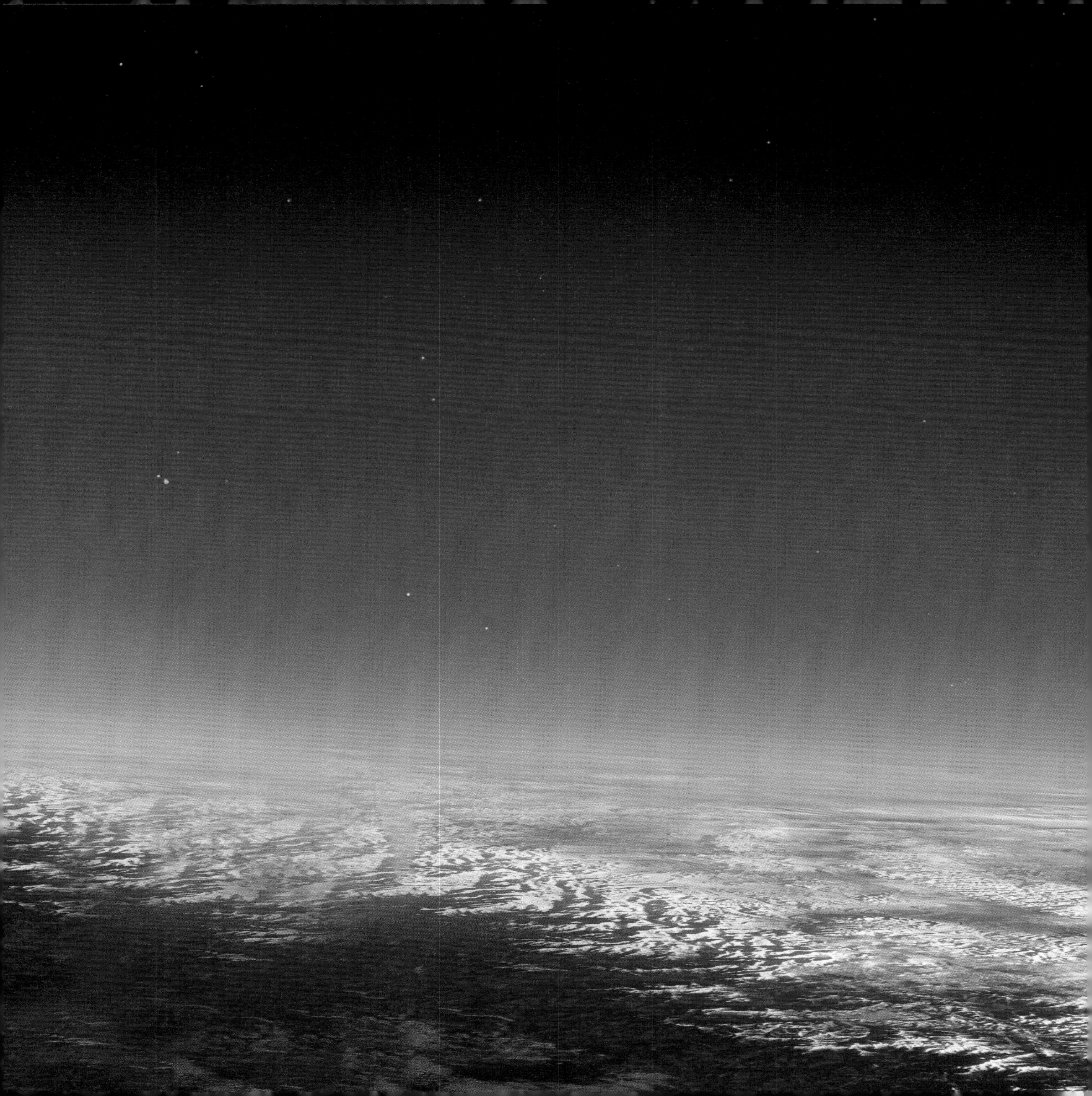

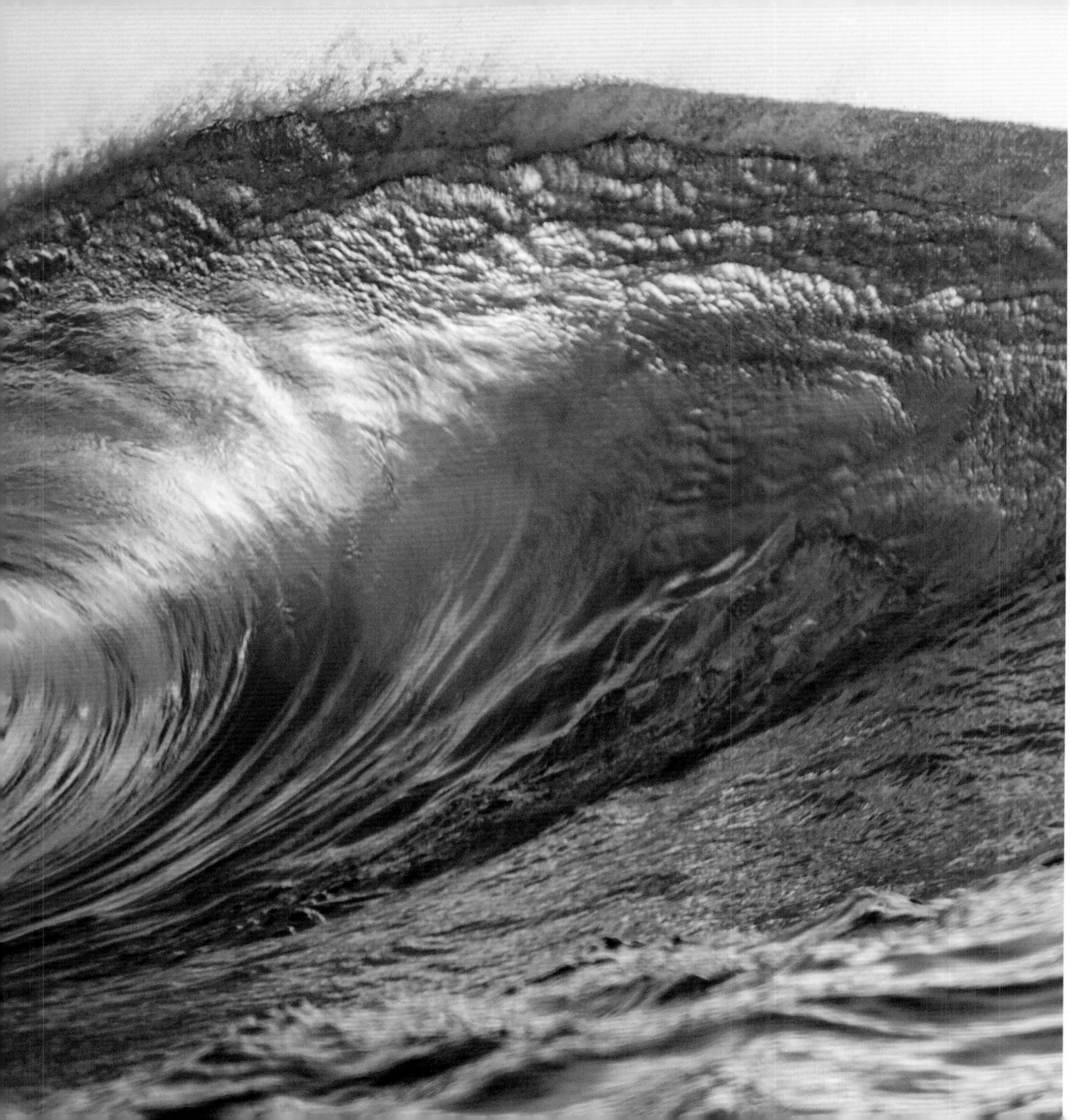

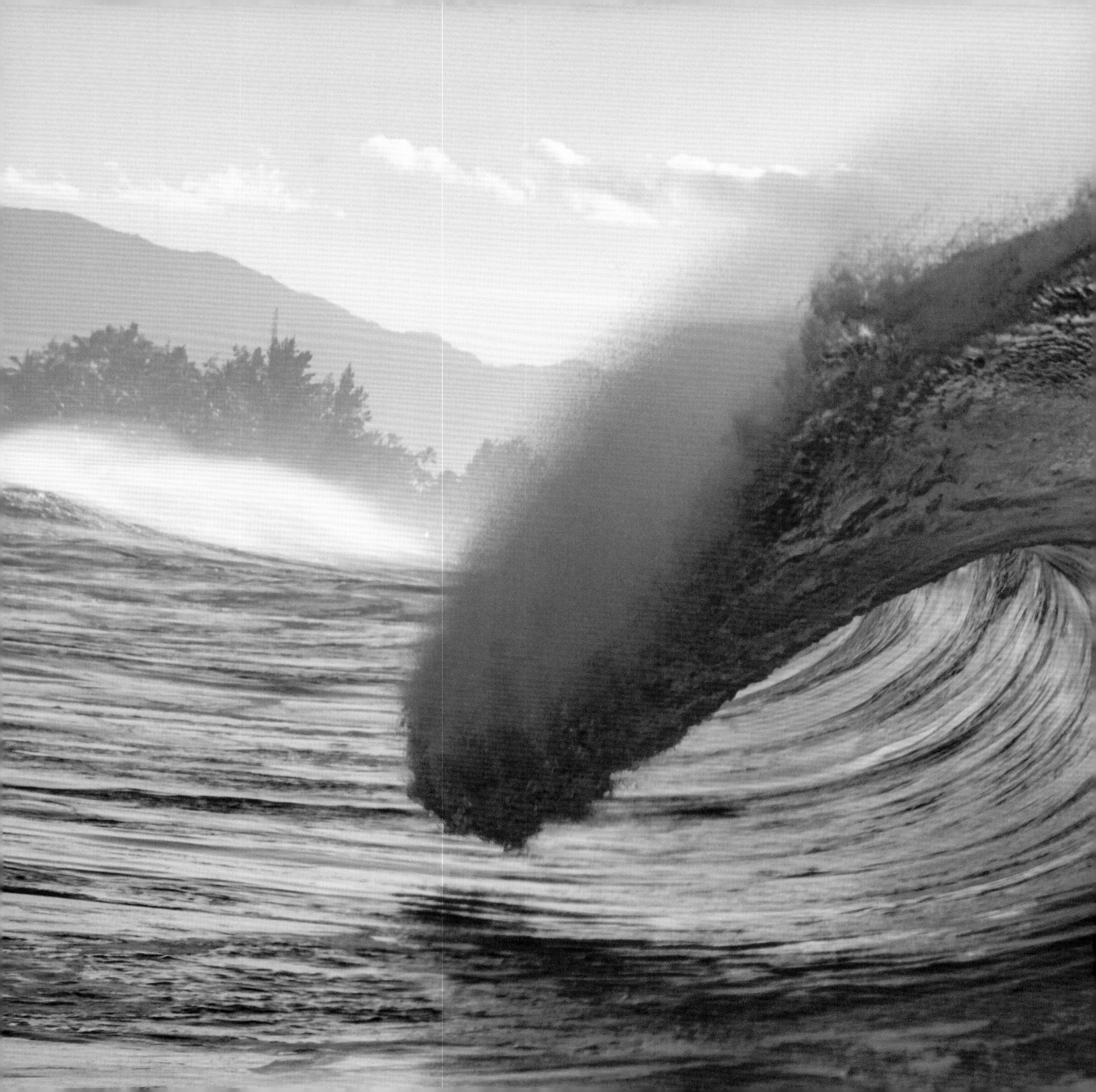

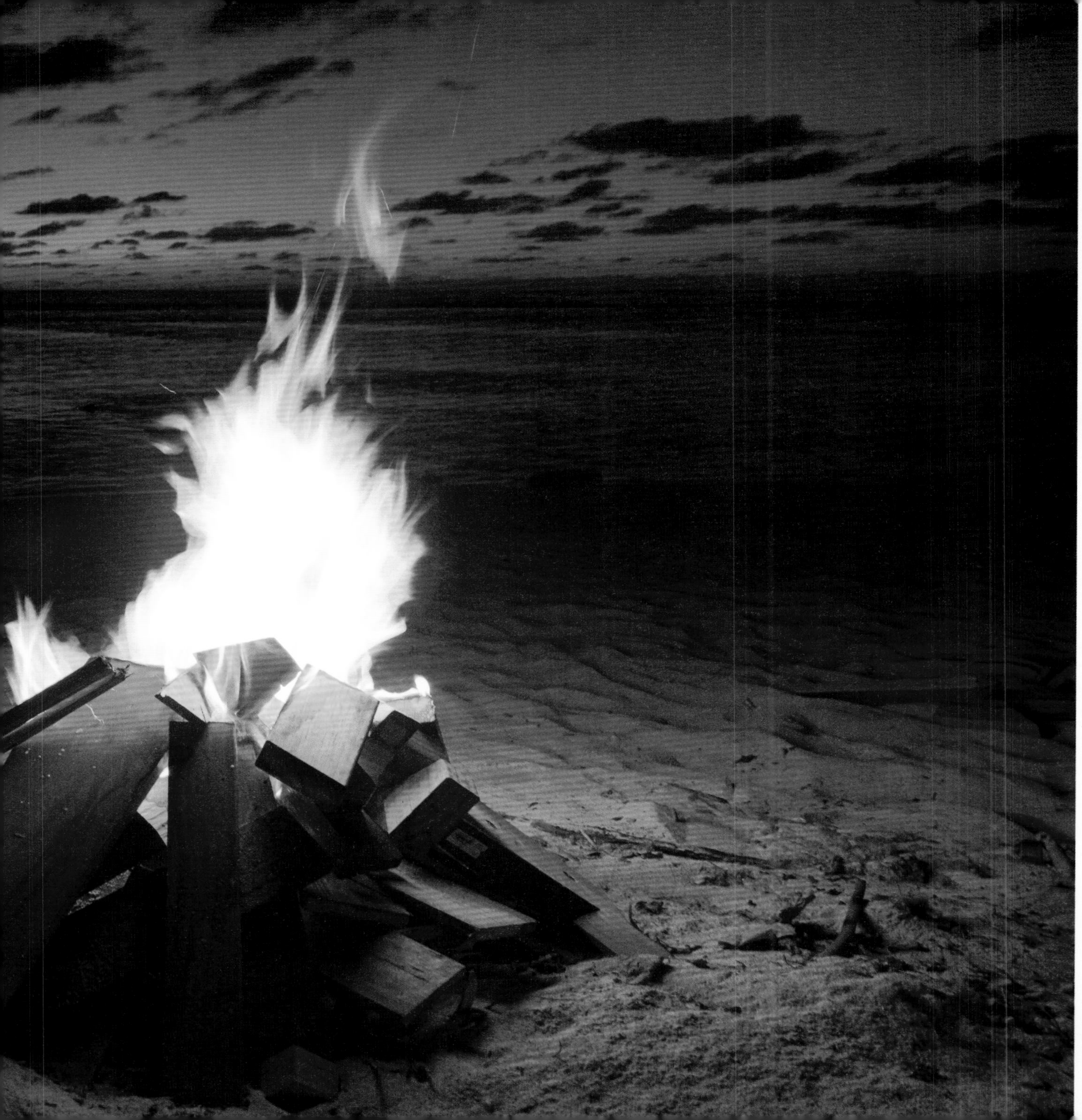

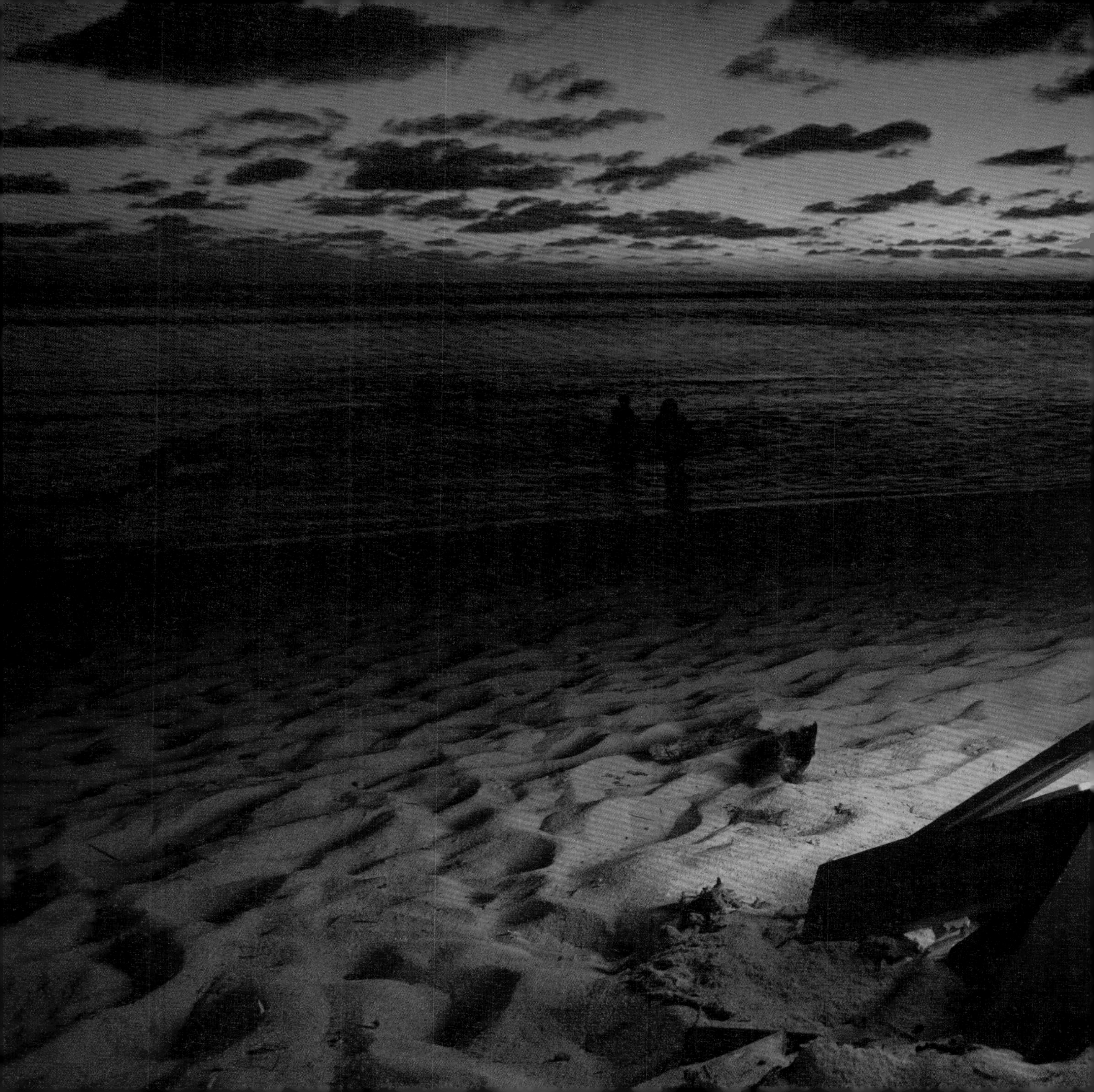

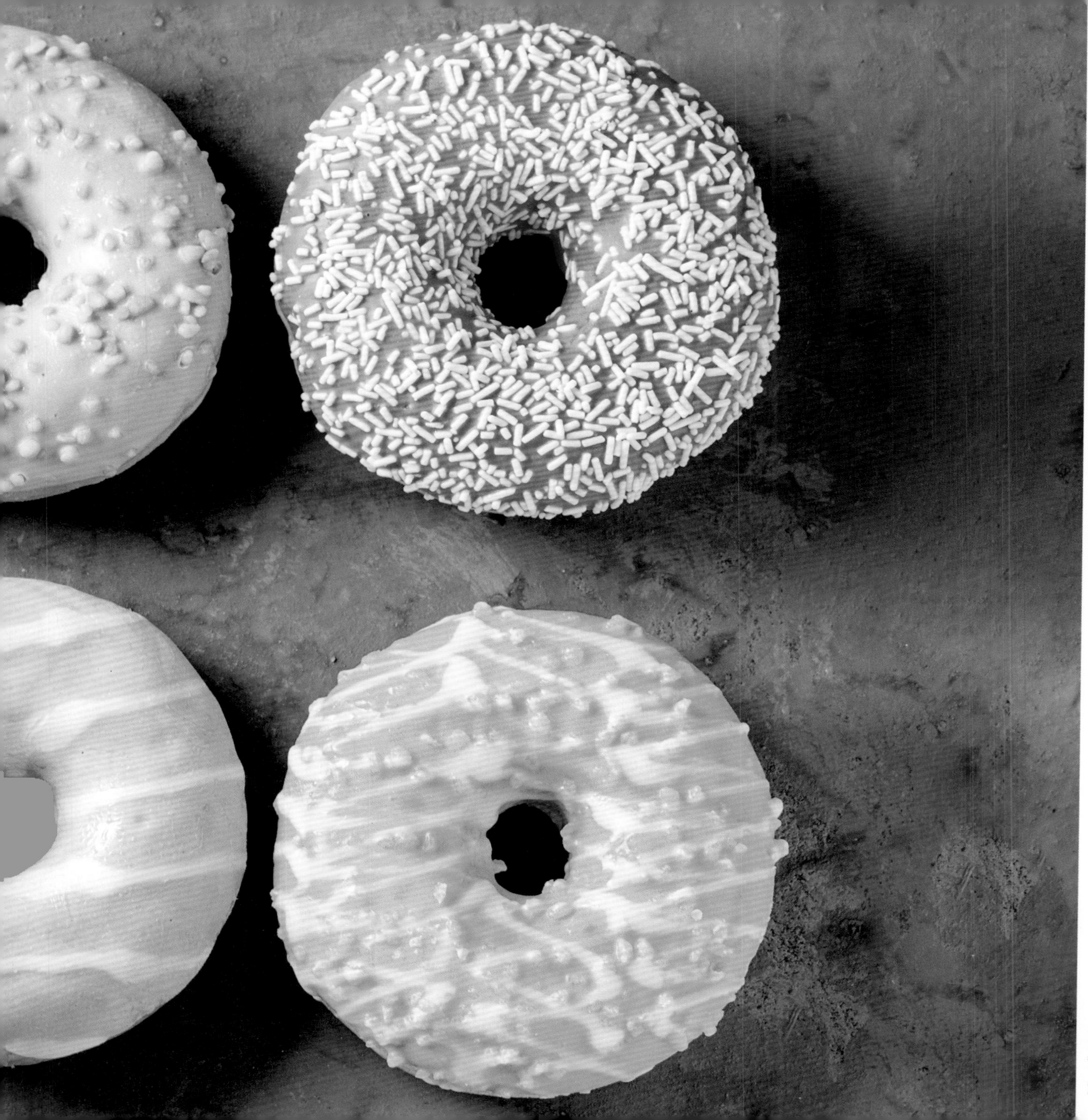

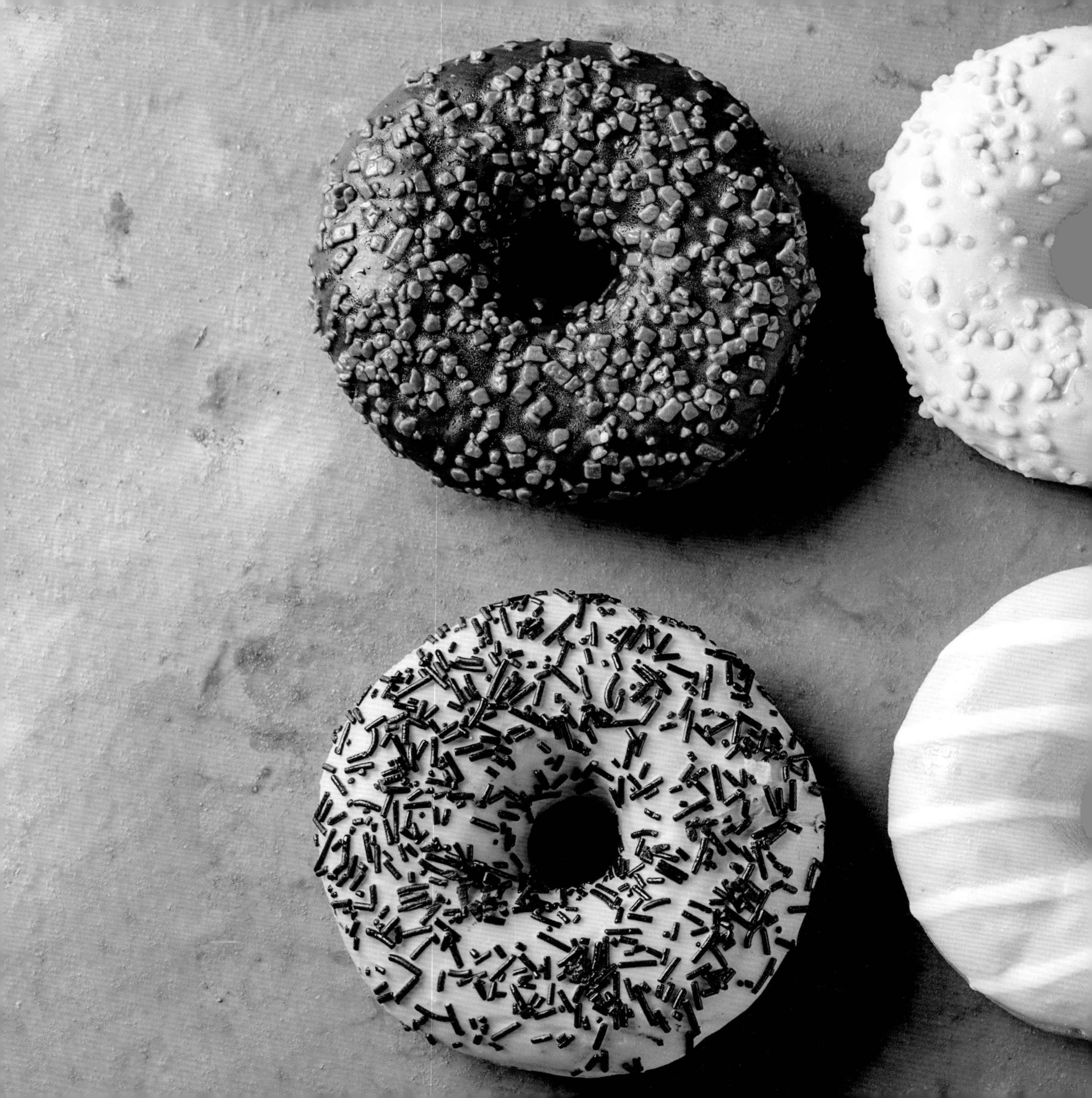

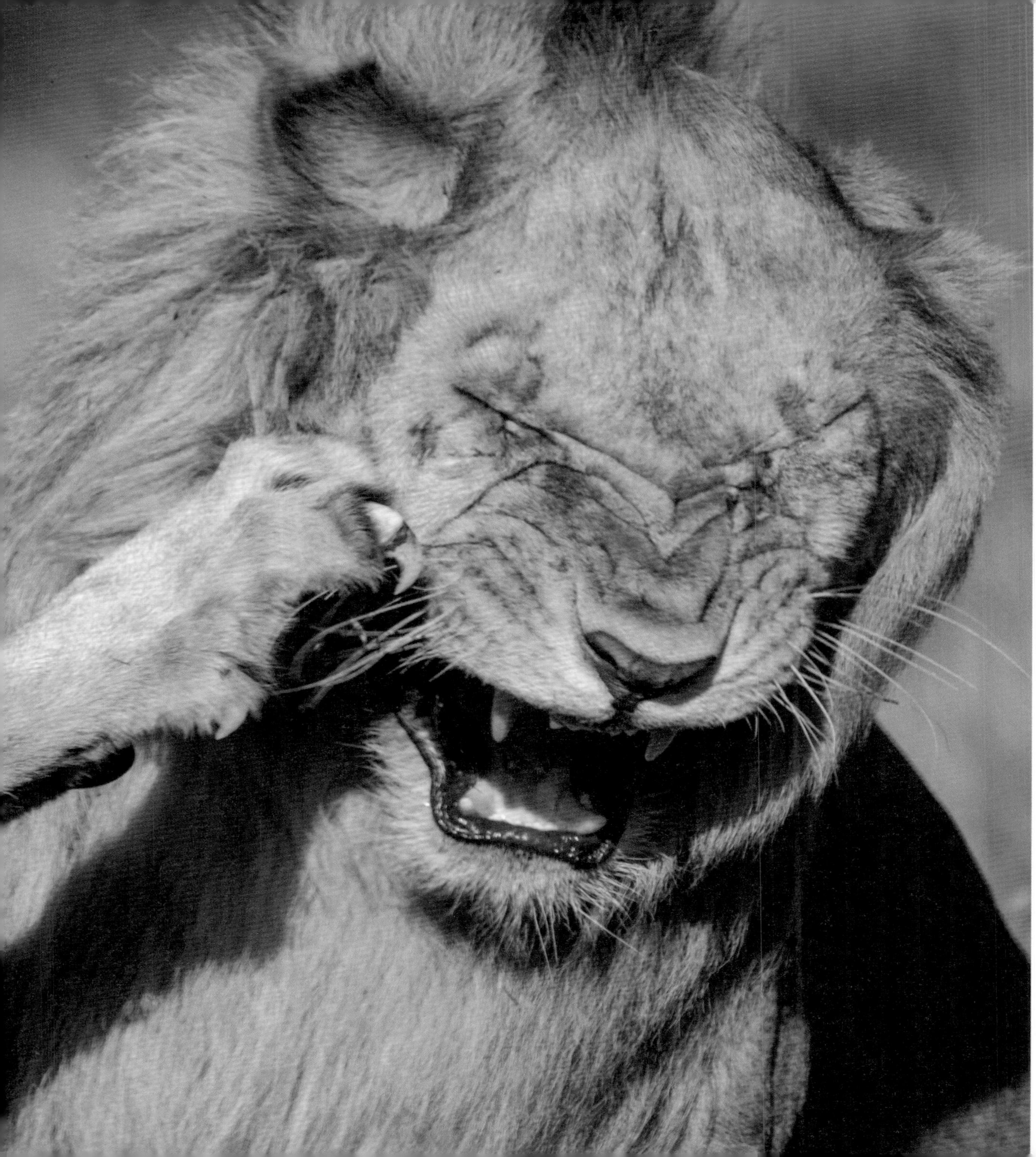

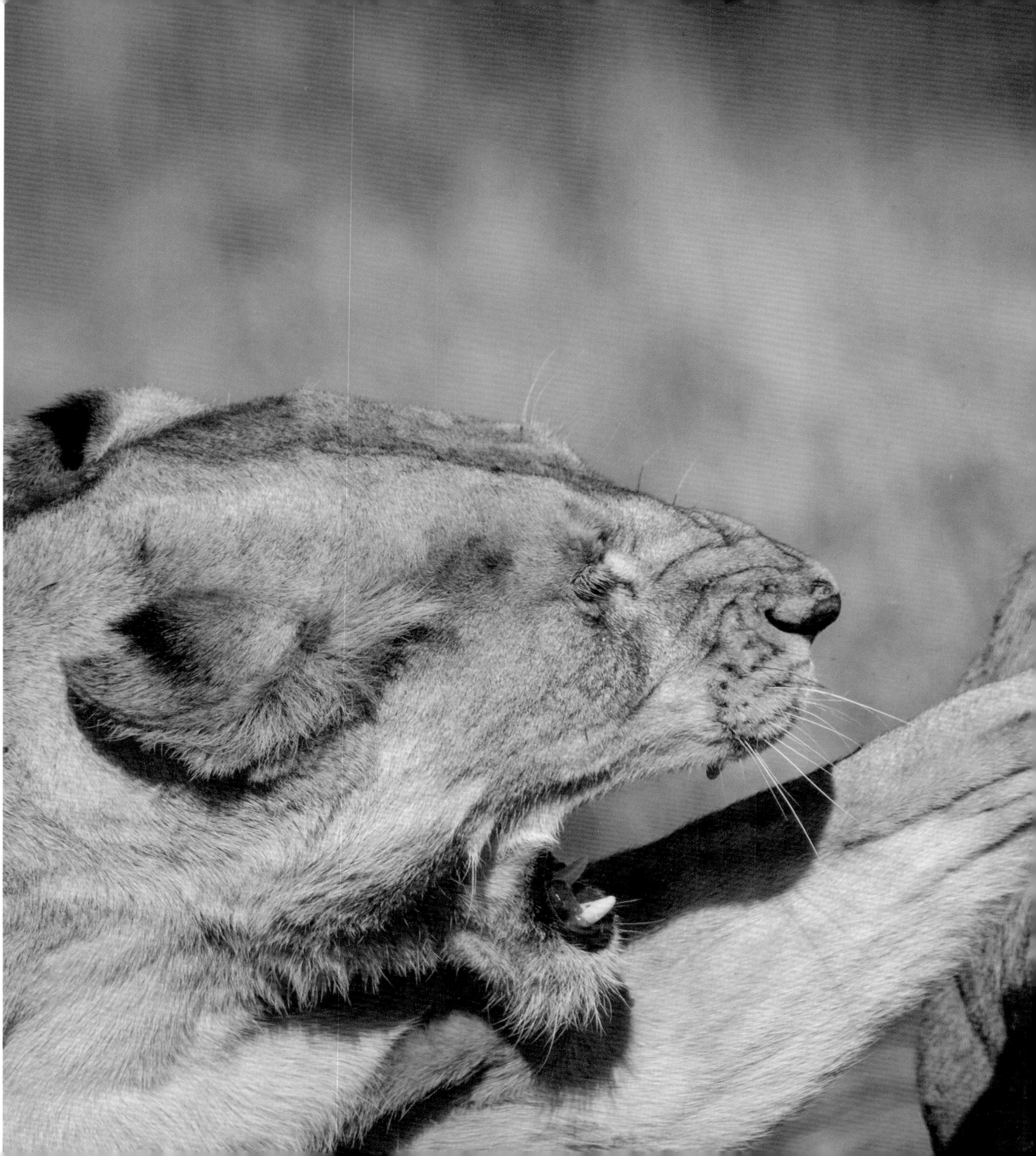

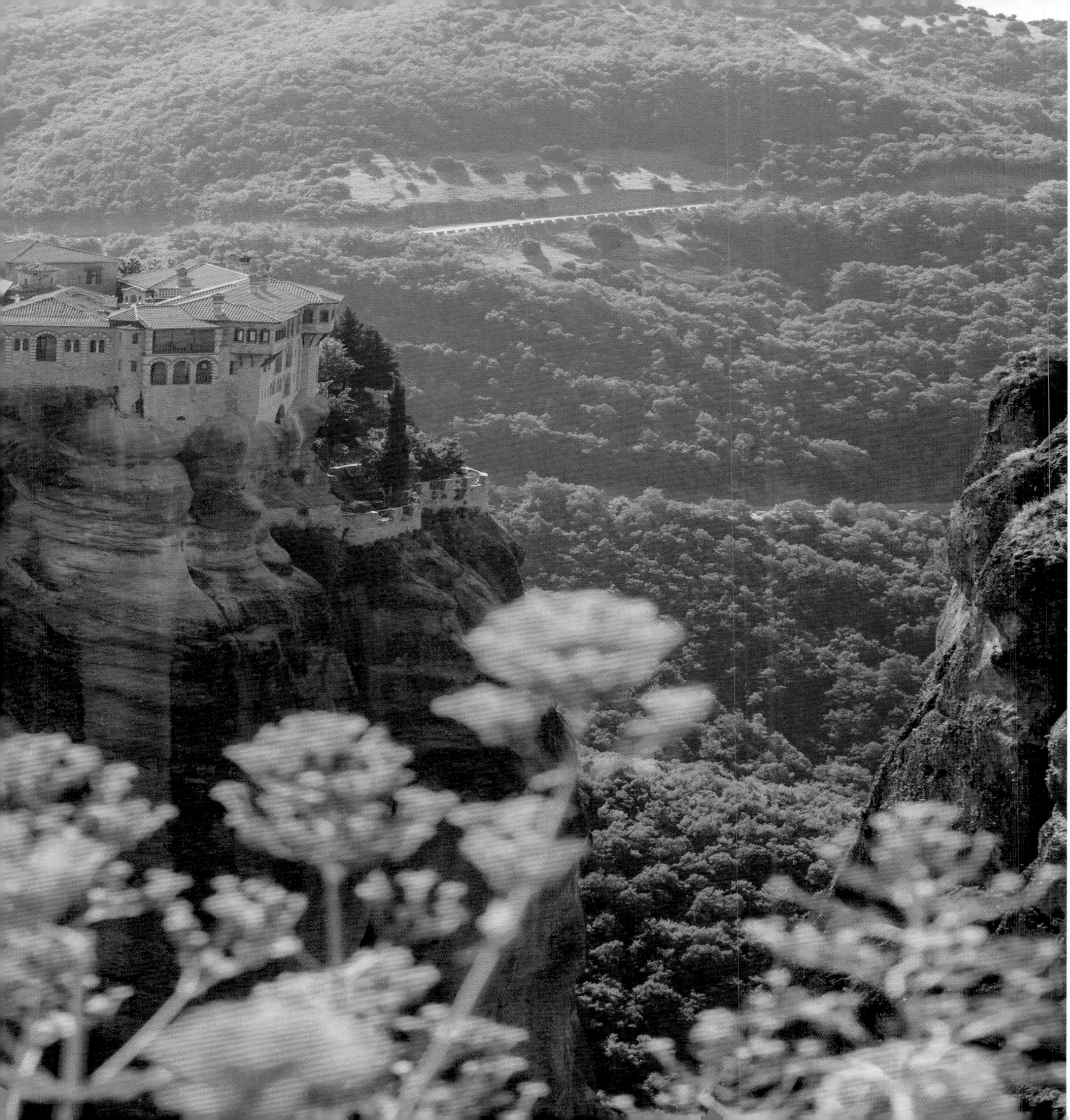

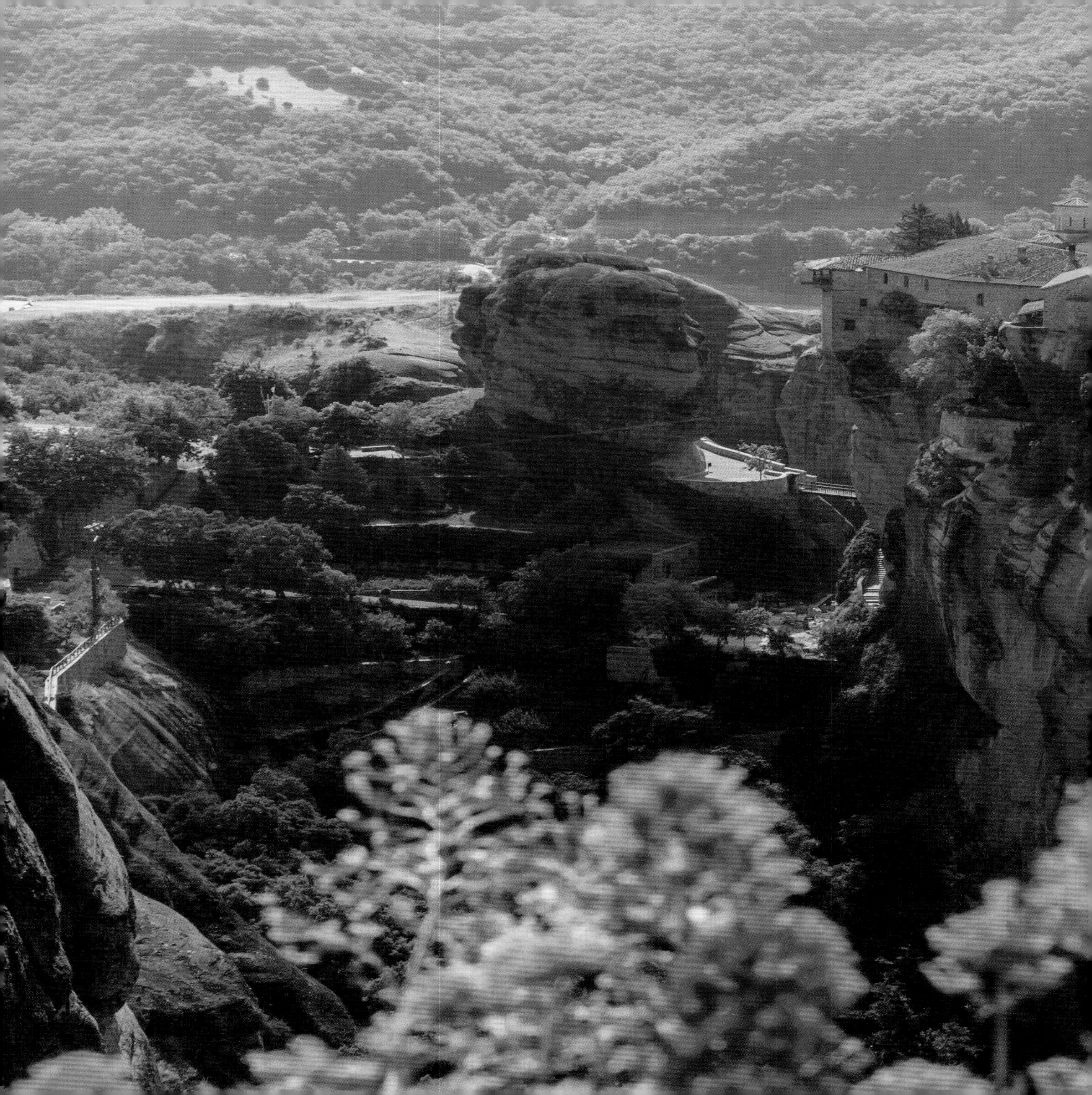

セッション3

Day 15 ≫ Day 21

写真の見方

ステップ1 写真の全体を「ぼーっ」と見て
脳のウォーミングアップを行います。

ステップ2 写真の両側に記載のある
「4つの見方」にチャレンジしましょう。

※写真は「ぼーっ」と見るだけでも脳全体が活性化しますが、ここではとくに鍛えられる脳力を4つ紹介します。

Day 15

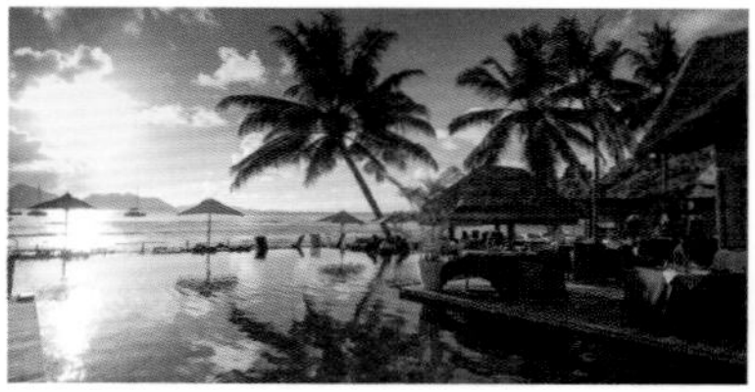

共感力　大好きな人と、ここでどんな会話をするか想像する

どんな話なら好きな人を楽しませられるか、話が弾むかを考えることで脳の共感力を司る部位が活性化し、自然と相手の気持ちを考えた行動がとれるようになります。

意欲　プールと海の水温はそれぞれどのくらいか想像する

プールや海で泳いでいる気持ちになり、肌が感じる水温を頭のなかで想像しましょう。肌が感じる水の冷たさを想像すると、脳が刺激されて、やる気が高まりやすくなります。

判断力　ここでどんな料理を食べたいか考える

洋、和、中、エスニック、どんな料理でもかまいません。あなたの食べたい料理を想像します。状況に合わせた選択を瞬時にすることで、判断力を鍛えることができます。

感情コントロール力　どこから写真を撮りたいか考える

この場所に自分がいるとしたら、どこから撮ったら素晴らしい写真が撮れそうですか？　写真撮影は視点を増やすよいトレーニングで、客観視を司る脳部位を鍛えます。

Day 16

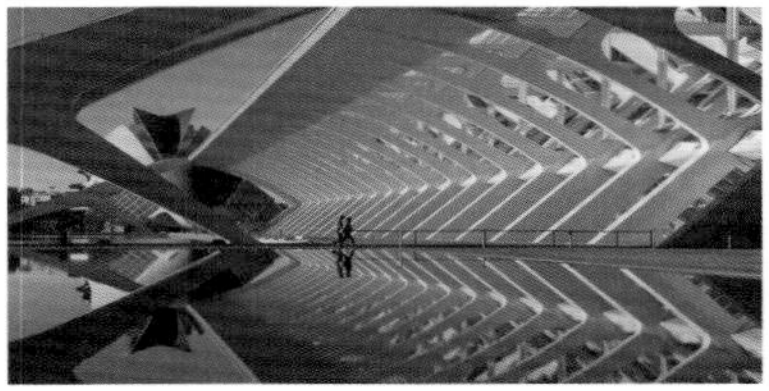

判断力

ここはどんな場所なのか考える

建物の目的やどんな場所にあるのか考えましょう。「なんのために？」と考えることで、脳の判断力を司る部位が活性化され、正しく先を見通す力が身につきます。

感情コントロール力

写真を縦にしたり逆さまにして見る

写真をいろいろな視点から見るクセをつけると、物事を客観的にとらえられるようになります。すると、感情を抑え、物事を冷静に受け止めることができるようになります。

記憶力

全体を記憶して頭のなかで再現してみる

目を閉じて写真を頭のなかで再現してみましょう。目から入った情報を頭のなかで再現することを行うと、脳の記憶を司る部位が活性化され、物忘れなどが改善されます。

集中力

全体を見渡した後、奥の建物を集中して10秒間見る

全体を見てから1点を凝視すると、より集中力が高まりやすくなります。写真のなかの建物の壮大さを感じると自我が消え、記憶力まで高める脳波も出ることがわかっています。

Day 17

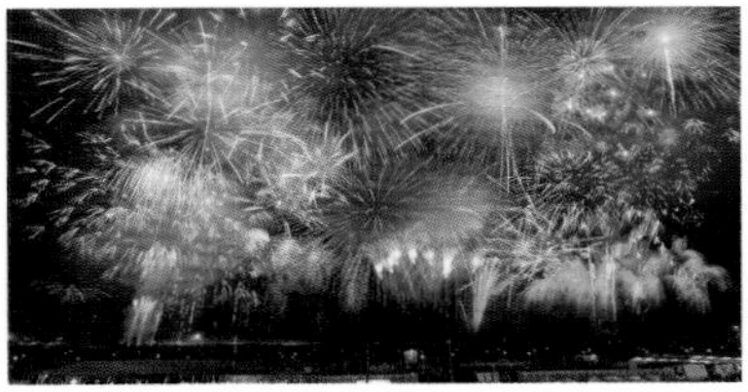

意欲

写真を手がかりに楽しかったことを思い出す

花火大会やお祭りに行った思い出など、楽しかったことを思い起こしましょう。幸福感を感じることでセロトニンやドーパミンが分泌されて、意欲が高まりやすくなります。

集中力

好きな色を選んでそこに集中して10秒間見る

色とりどりの花火のなかから、直感的に好きと思える色を選びましょう。好きな色を選ぶ行為には、集中力を高めるドーパミンの分泌をうながす作用があります。

記憶力

左右に目を動かしながら30秒間見る

頭を動かさずに、目だけを左右に動かすことで、記憶力を司る脳の部位が活性化します。花火が打ち上がる音や会場の雰囲気を想像しながら行うと効果がより高まります。

共感力

花火をあげている人、見ている人の気持ちを考える

屋台の人など、この場所にいるいろいろな人を想像して、さらにその人たちの気持ちを想像しましょう。他人の気持ちを考えることで、脳の共感力を司る部位が活性化されます。

Day 18

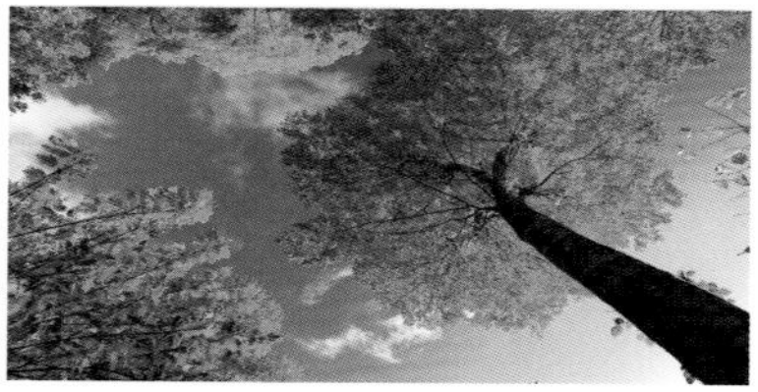

実行力 空気の感覚、風に吹かれた葉の動きを想像する

すがすがしい空気の感覚、風に吹かれてざわめく葉の動きを想像してみましょう。すると、体の動きを司る運動野という部位が活性化され、考えを実行に移しやすくなります。

共感力 好きな友人や異性とここでどんな話をするか想像する

好きな人を楽しませられる会話の内容を考えることで、脳の共感力を司る部位が活性化し、空気を読んで発言するなど、相手の気持ちを考えた行動がとれるようになります。

意欲 子どものころに体験した楽しかったことを振り返る

写真を手がかりに、子どものころの楽しかった体験を思い起こしましょう。幸福感を感じることで、セロトニンやドーパミンが分泌されて、意欲が高まりやすくなります。

感情コントロール力 木の上から下を見た景色を想像する

木の上に登って下を見下ろしたとき、どんな景色が見えるのかを頭のなかでイメージします。別の視点から物事を見る力が養われ、物事を冷静に受け止められるようになります。

Day 19

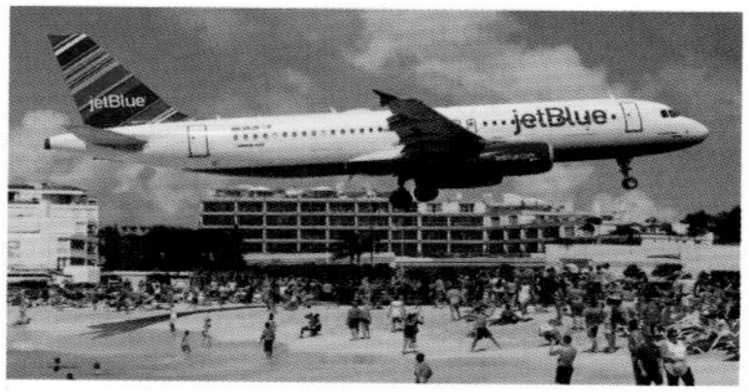

集中力 実物かニセモノか判断し、30秒以内にその理由を考える

この写真を本物と思うかニセモノと思うかはあなた次第です。その理由を短時間で考えることで、集中力を司る脳の部位がフル回転し、集中力を高めることができます。

実行力 パイロットだったらどのように操縦《そうじゅう》するか想像する

パイロットの動きを頭の中で想像しましょう。すると体の動きを司る運動野という部位が刺激されて、思考と体の動きの連携がスムーズになり、考えを実行に移しやすくなります。

感情コントロール力 浜辺から飛行機がどのように見えるか想像する

浜辺にいる人たちの誰かに自分を置き換え、飛行機はどう見えるのかを想像します。自分を冷静に見ることができるようになり、感情を抑えた行動がとれるようになります。

判断力 もし飛行機が墜落したらどう避難するか考える

あなた自身が浜辺にいると仮定して、さまざまな対応策を考えてみてください。目の前に迫る状況を冷静に分析、判断して、正しい対応策をとれるようになります。

Day 20

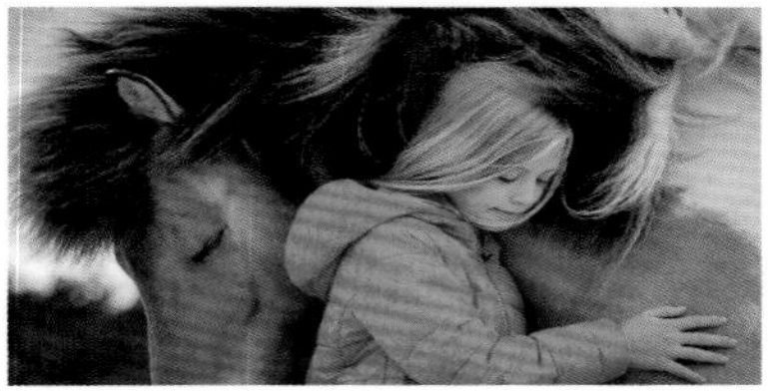

共感力

馬と女の子はなんと言っているか想像する

馬と女の子が言葉を通じてつながり合っていることを想像してみましょう。すると、脳の共感力を高める部位を活性化させるオキシトシンの分泌がうながされます。

記憶力

目を閉じて写真の様子を頭のなかで再現する

目を閉じて頭のなかで写真を再現してみましょう。目から入った情報を頭のなかで再現すると、脳の記憶を司る部位が活性化され、物忘れなどが改善されます。

意欲

馬のもっとも温かい部分はどこかを考える

女の子が馬のどこに触れたら温かく感じるか、どのくらい温かく感じるかを想像します。温度の感覚を想像すると幸福感が高まり、脳がよりいっそう活性化します。

感情コントロール力

馬と女の子がどんな呼吸をしているか想像する

深く呼吸しているのか、浅い呼吸をしているのかなど、自由に想像してみましょう。呼吸を意識すると、脳の司令塔の前頭前野（感情にブレーキをかける部分）が活性化します。

Day 21

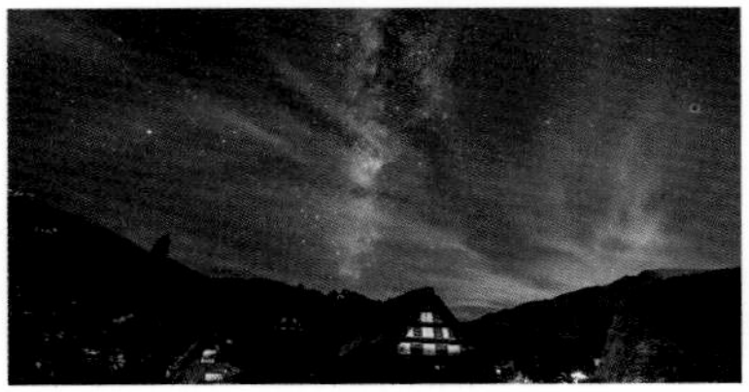

意欲

広い宇宙で生きていることを感じる

天の川を見て宇宙の広さを感じ、地球で生きていられることに感謝してみてください。感謝の気持ちが芽生えると、やる気ホルモンのドーパミンの分泌がうながされます。

実行力

子どものころ自然のなかで遊んだことを思い起こす

写真のような自然に囲まれた所で遊んだとき、どんなふうに体を動かしたかを思い出しましょう。体の動きを司る脳の部位が刺激され、体をスムーズに動かせるようになります。

記憶力

緑の部分を見た後、目を閉じて天の川を再現する

緑を見ると脳がリラックスして、自然と集中力が高まります。その後、目から入った情報をもとに脳内で写真を再現すると、記憶力も高まることが期待できます。

判断力

流れ星が流れたら何をお願いするか考える

流れ星が流れているさまを想像しながら、お願いごとを考えてみましょう。流れ星は一瞬で消えてしまいますので、瞬時に物事を考えるクセがつき、優柔不断さを改善できます。

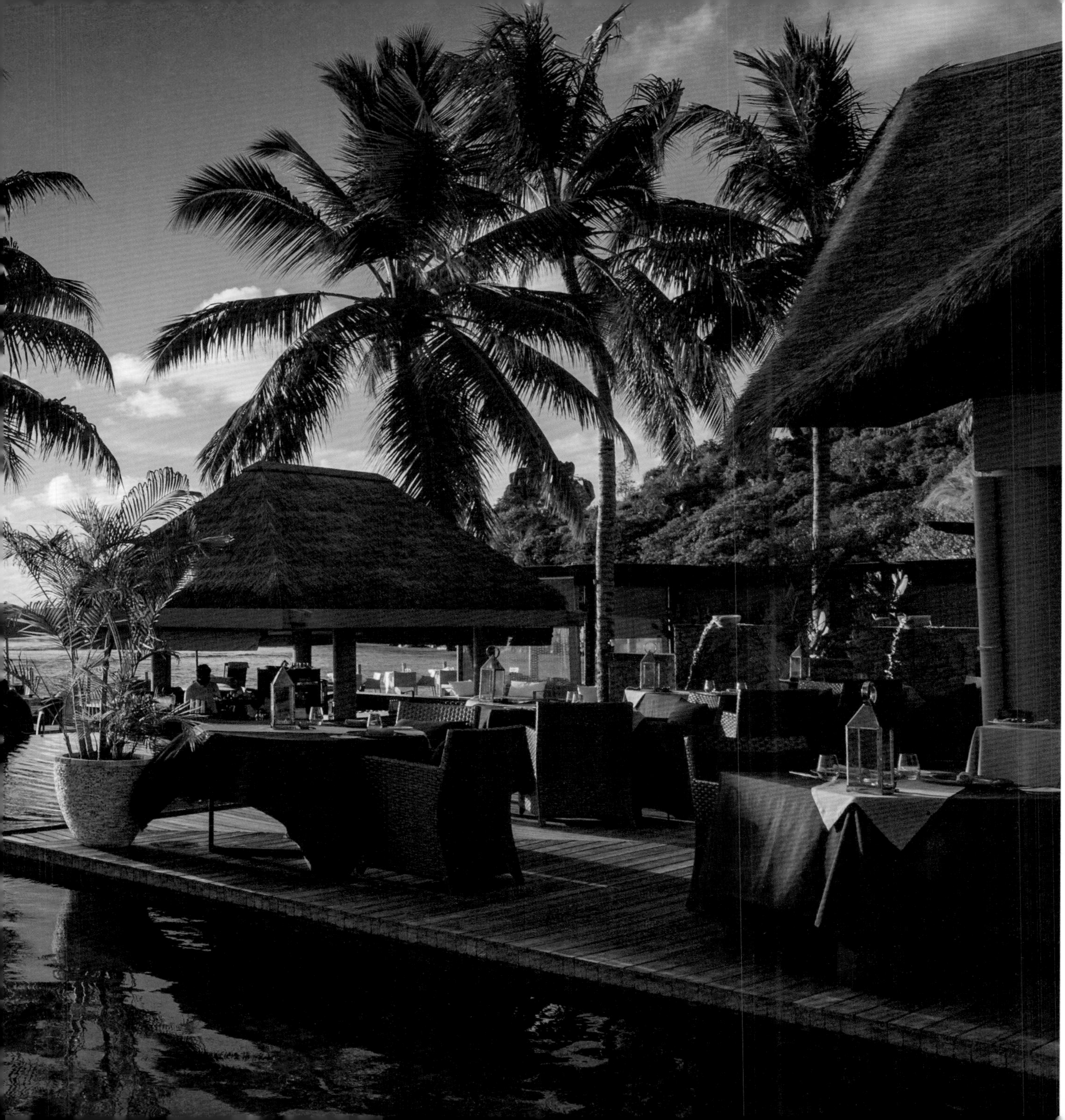

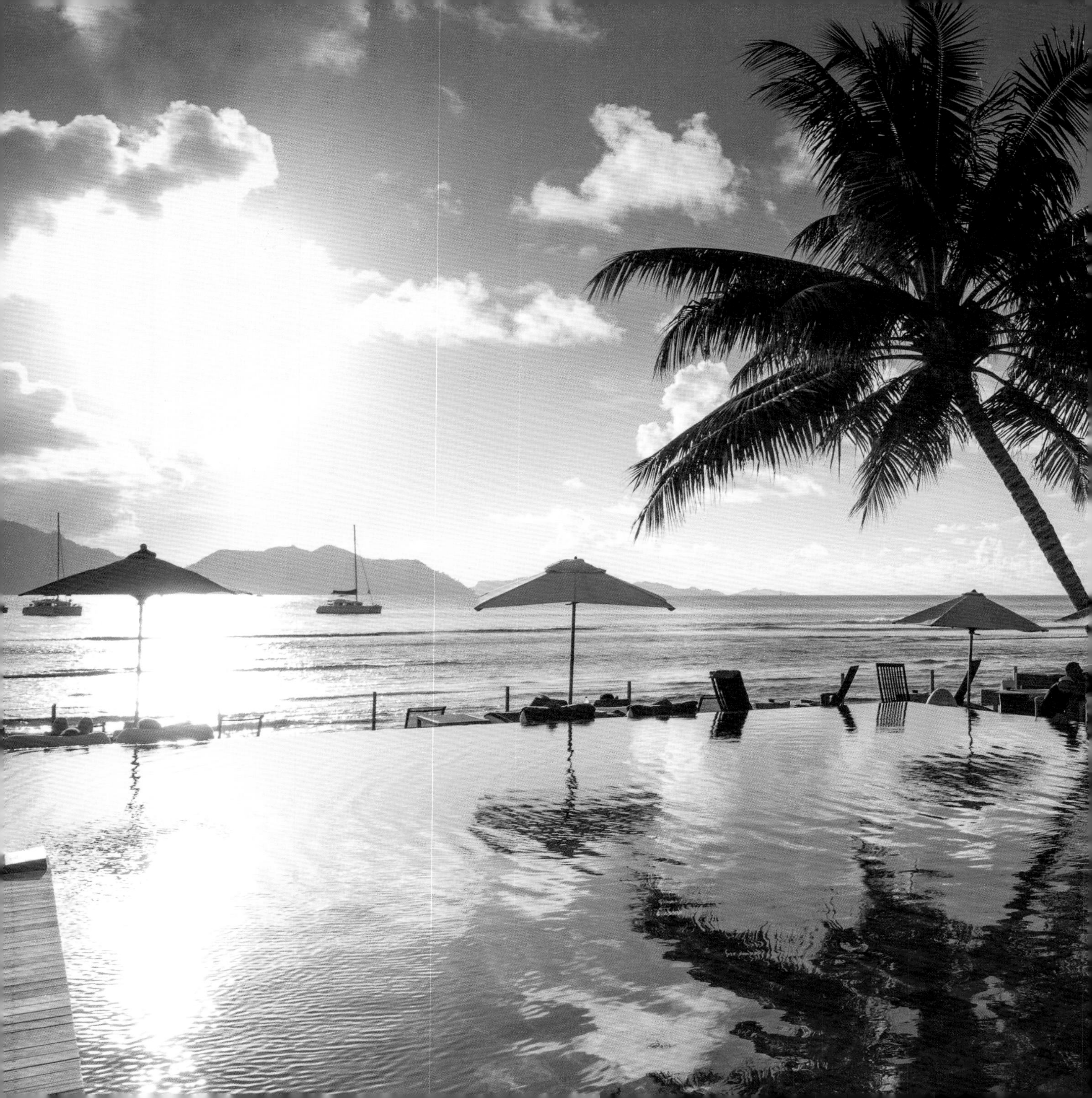

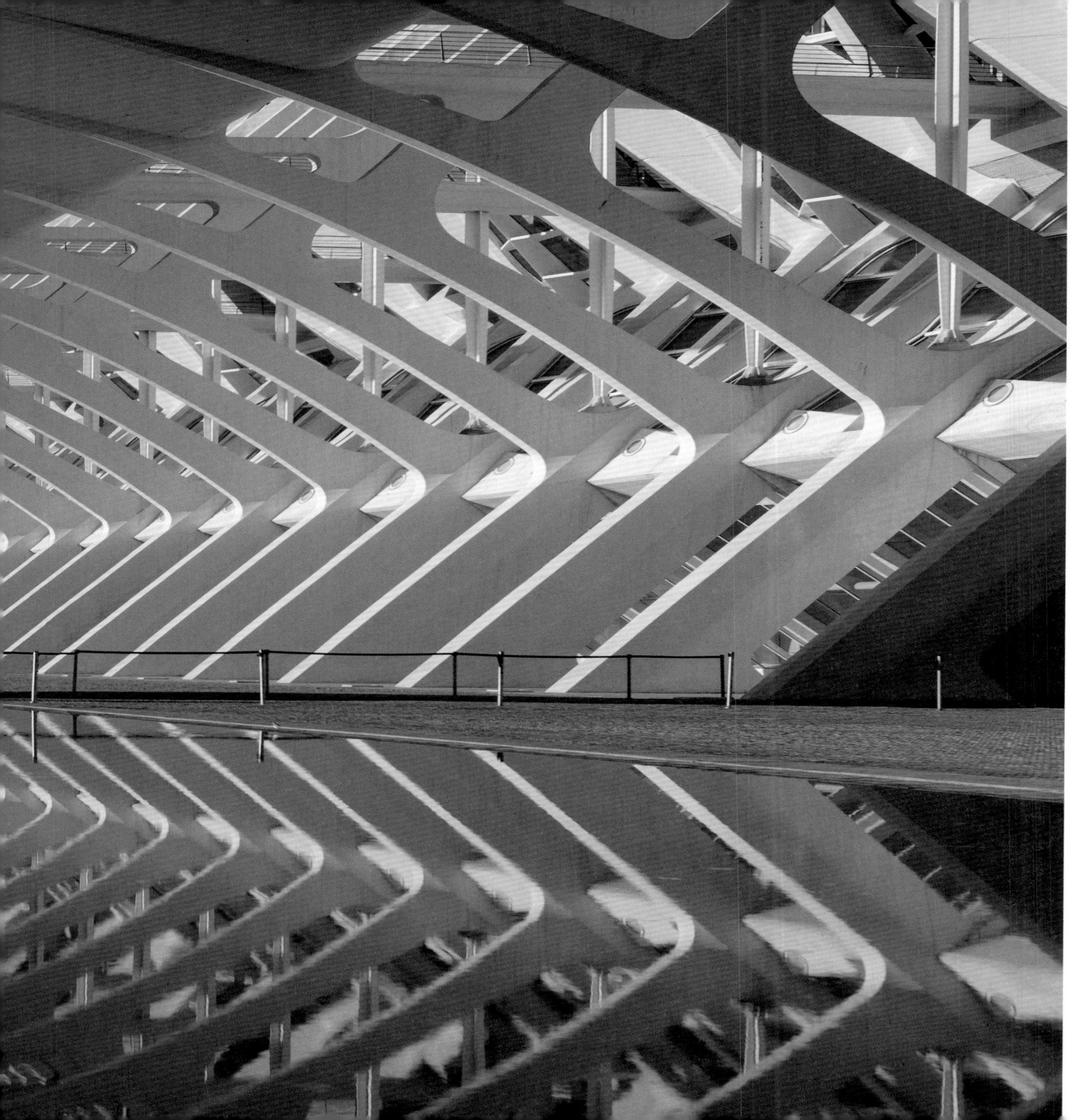

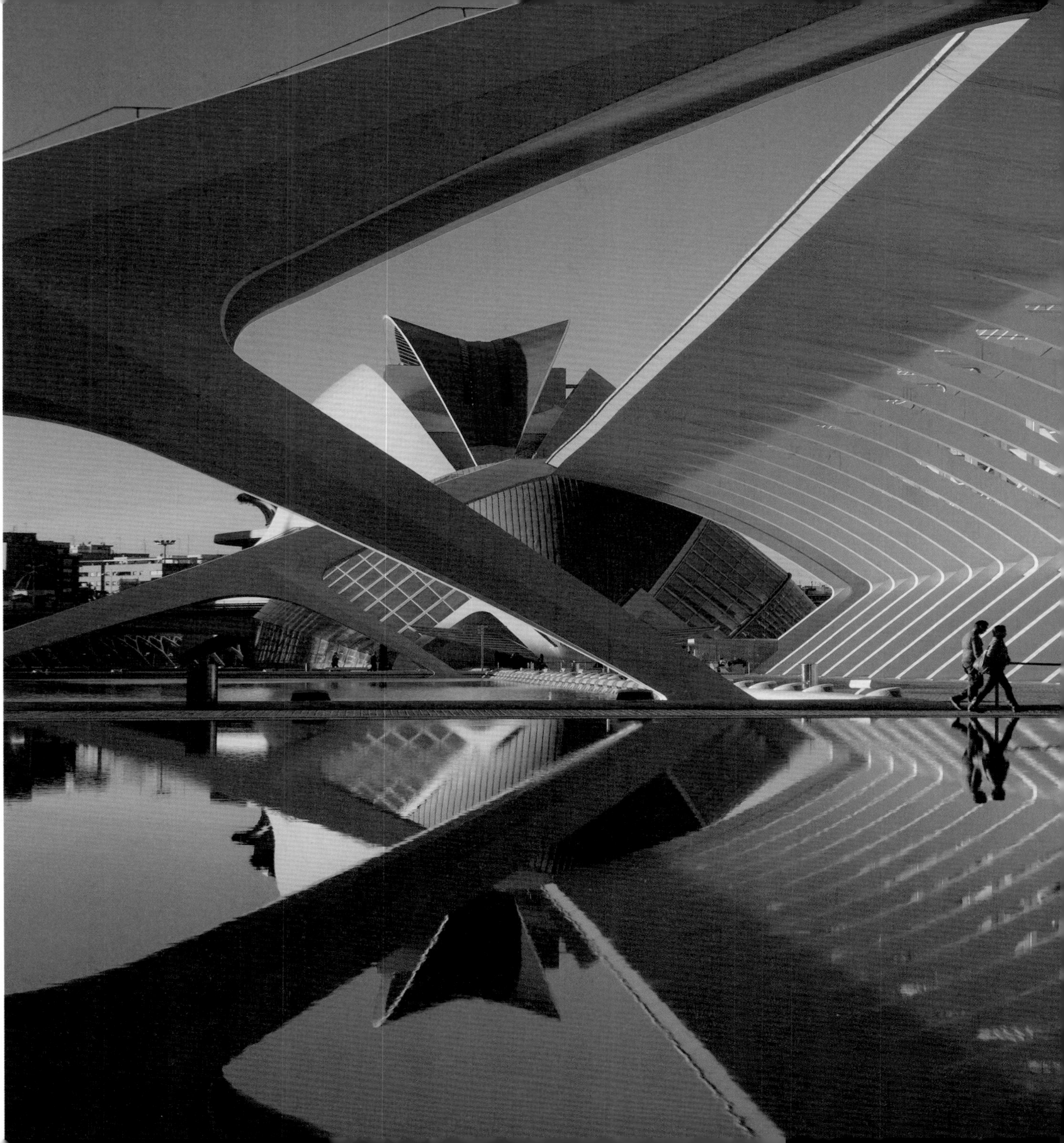

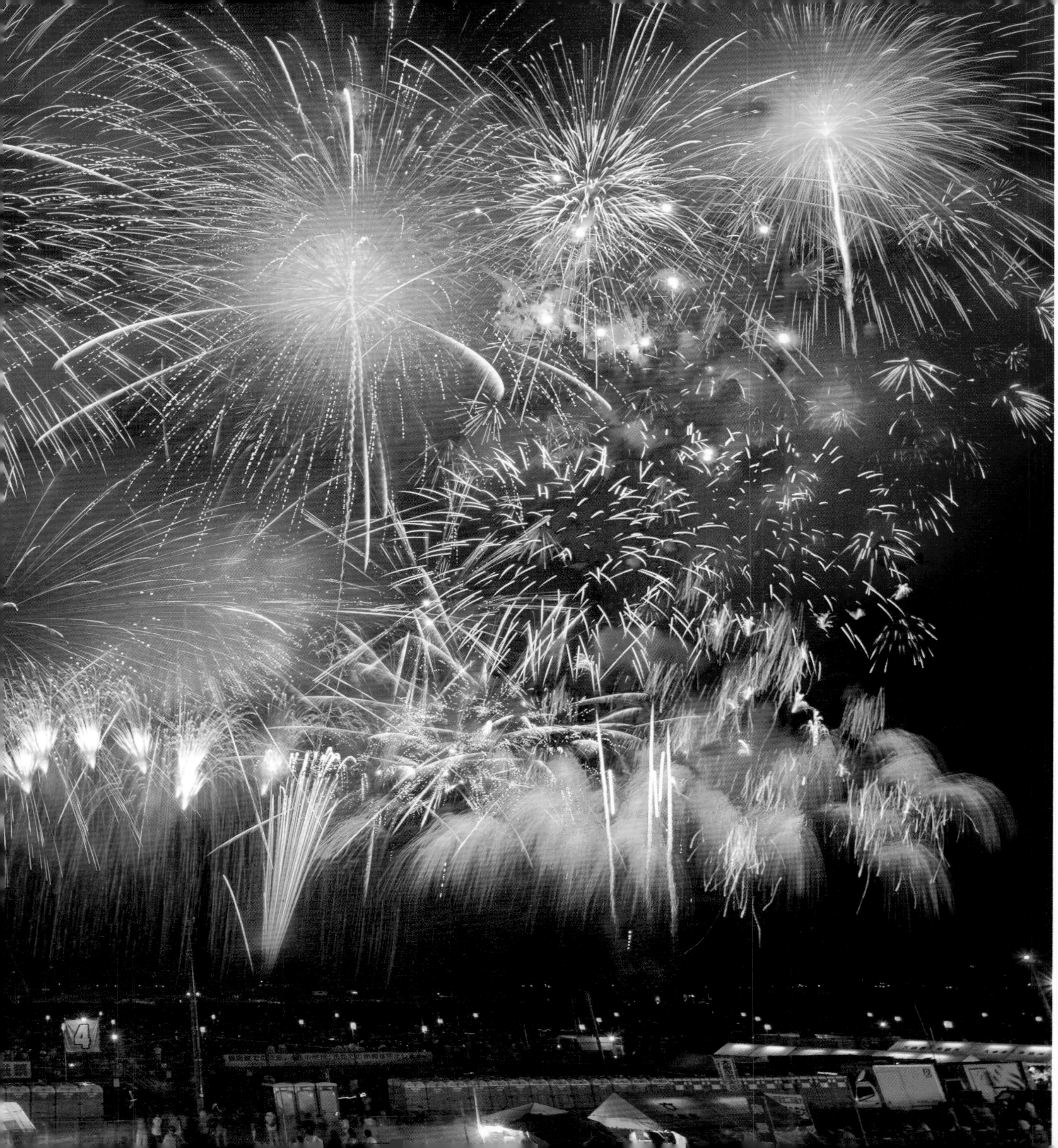
4

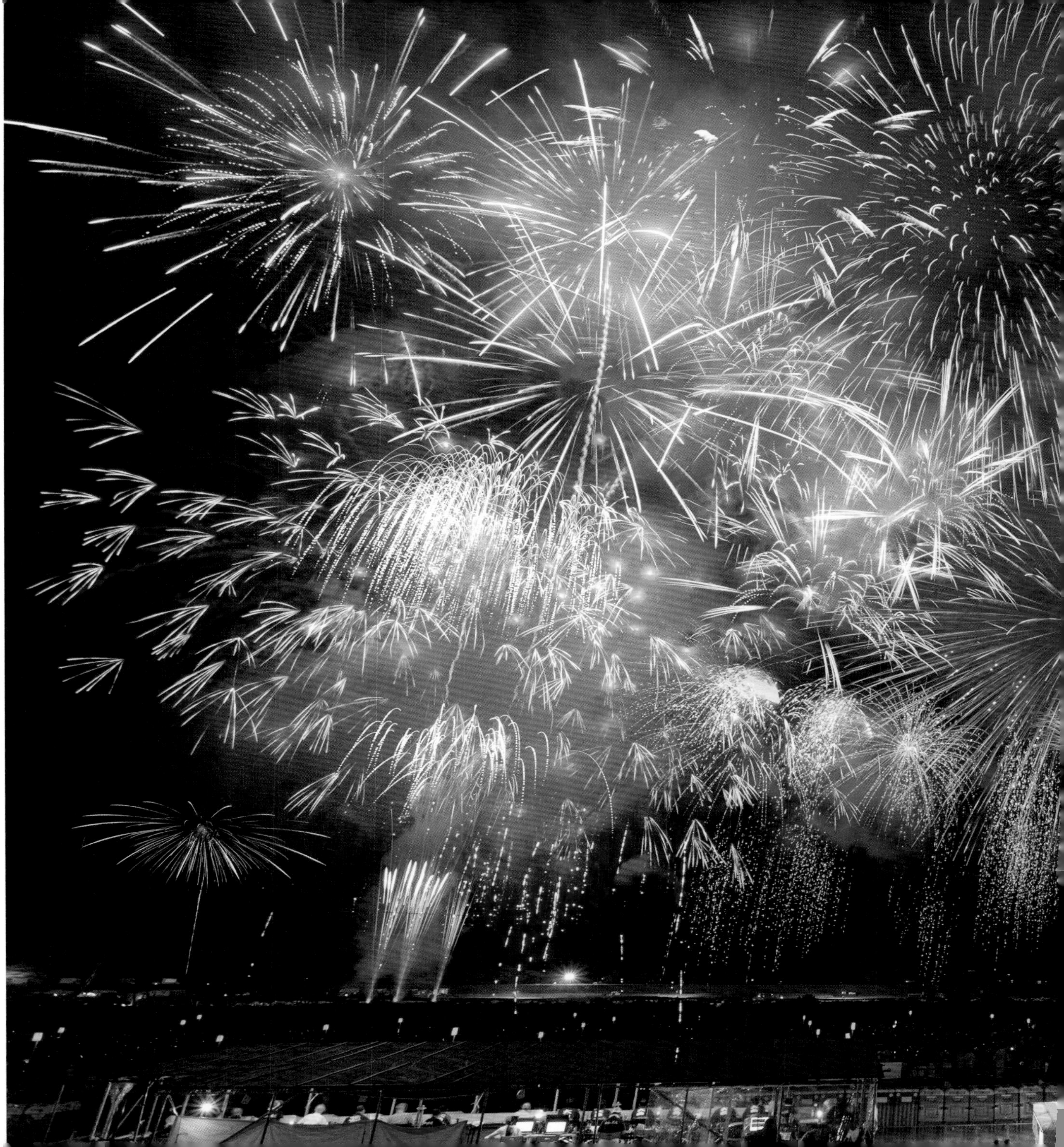

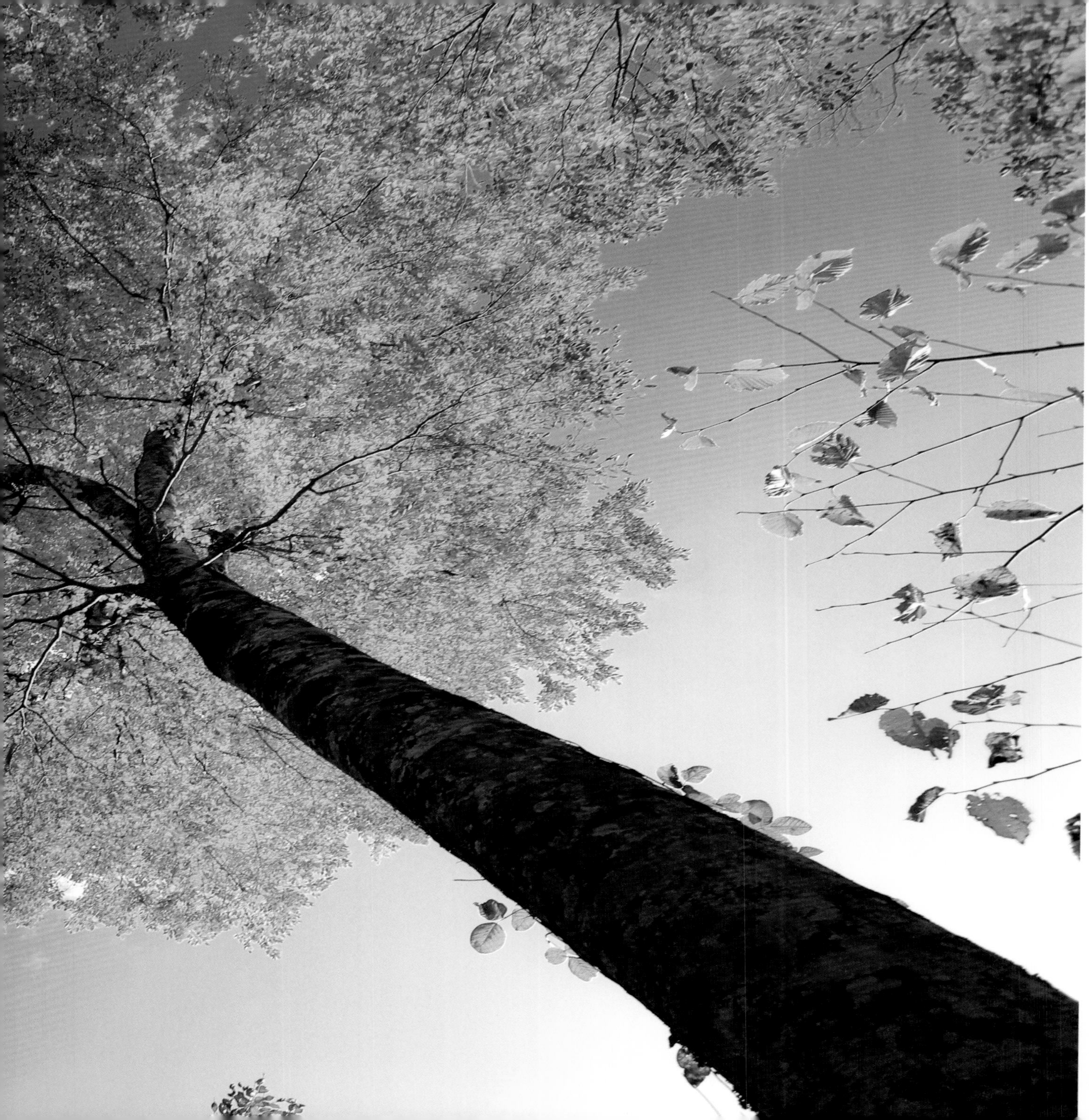

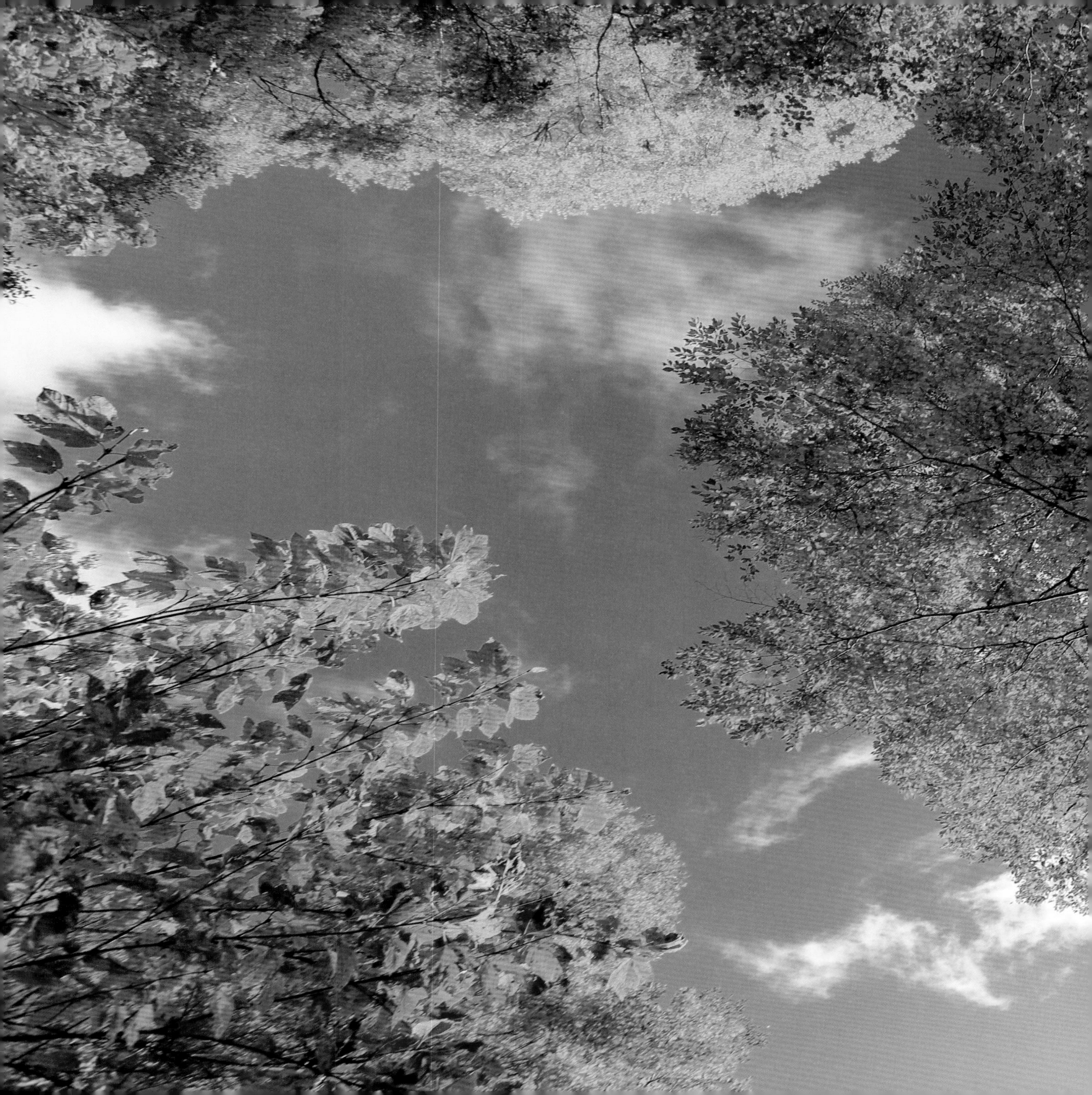

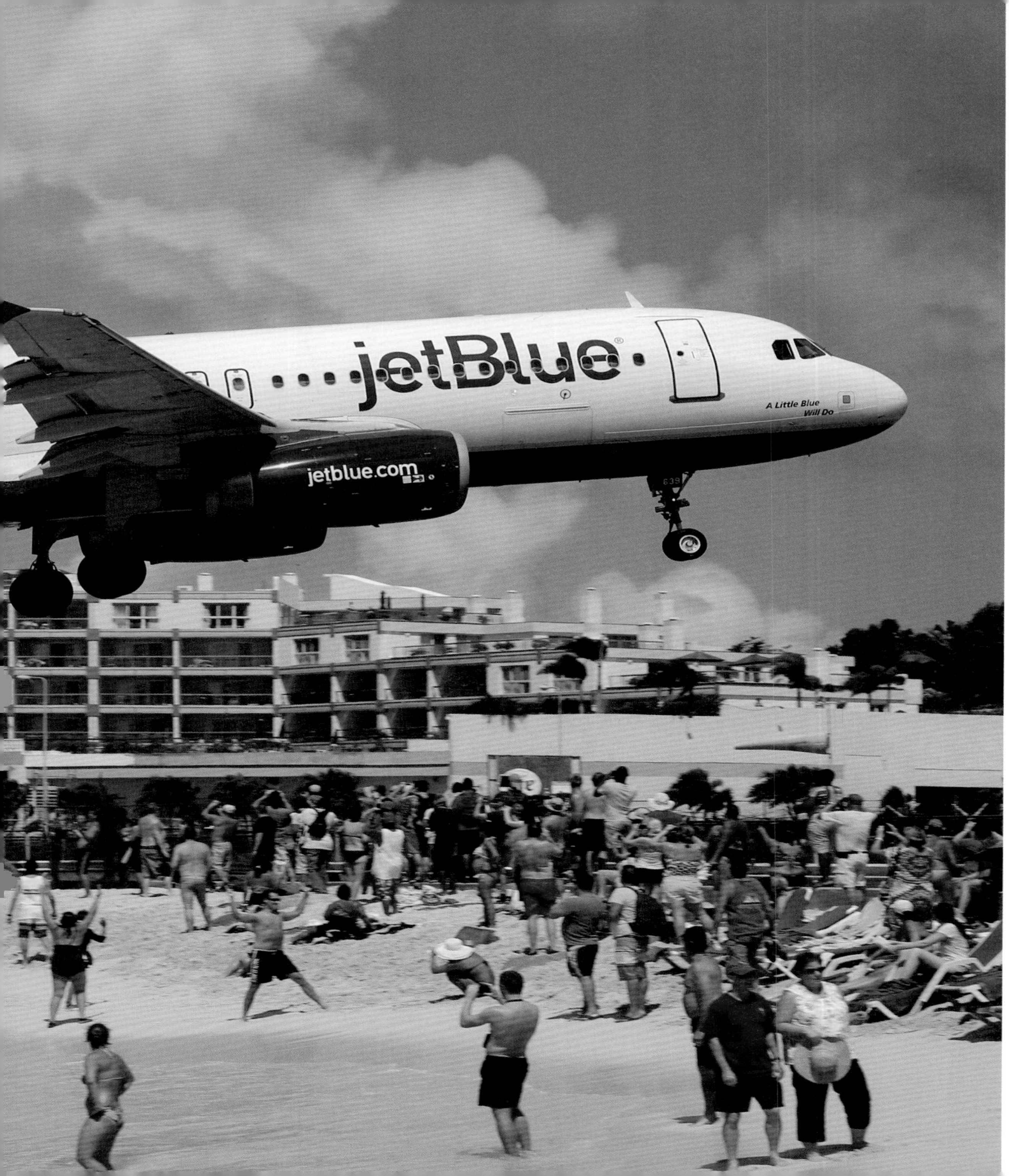
jetBlue
A Little Blue
Will Do
jetblue.com

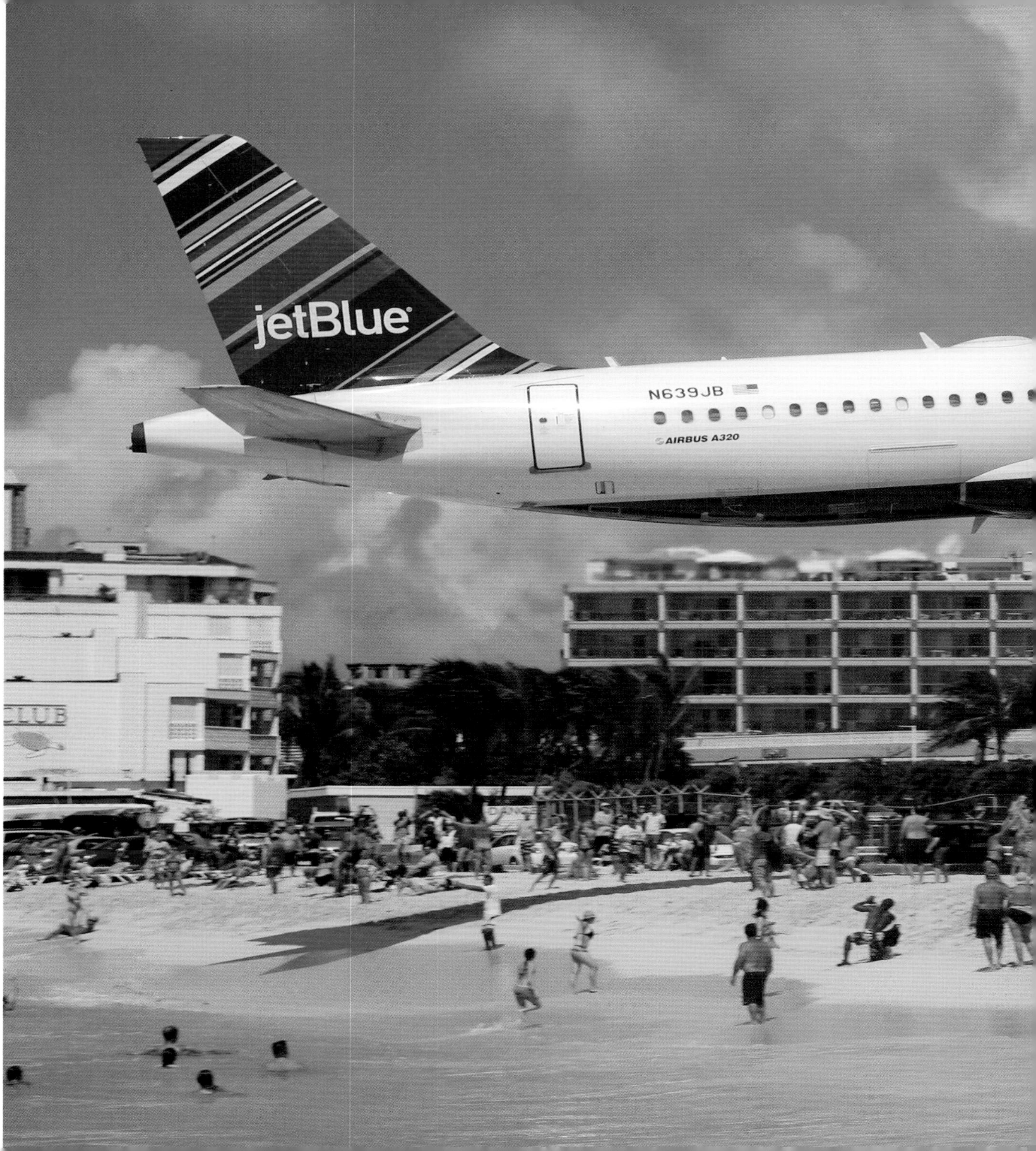
jetBlue
N639JB
AIRBUS A320
CLUB

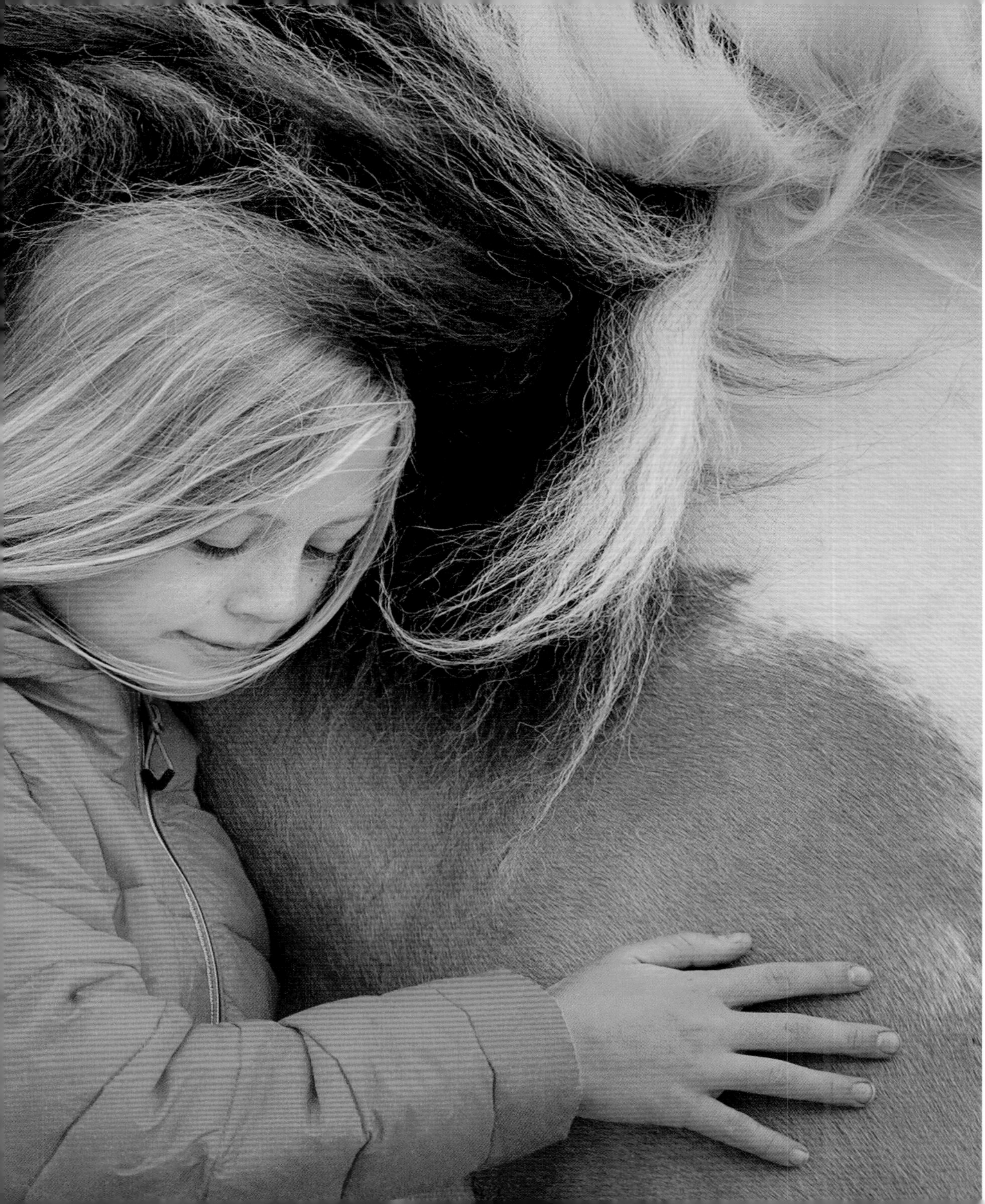

Day 20

意欲　感情コントロール力　共感力　記憶力

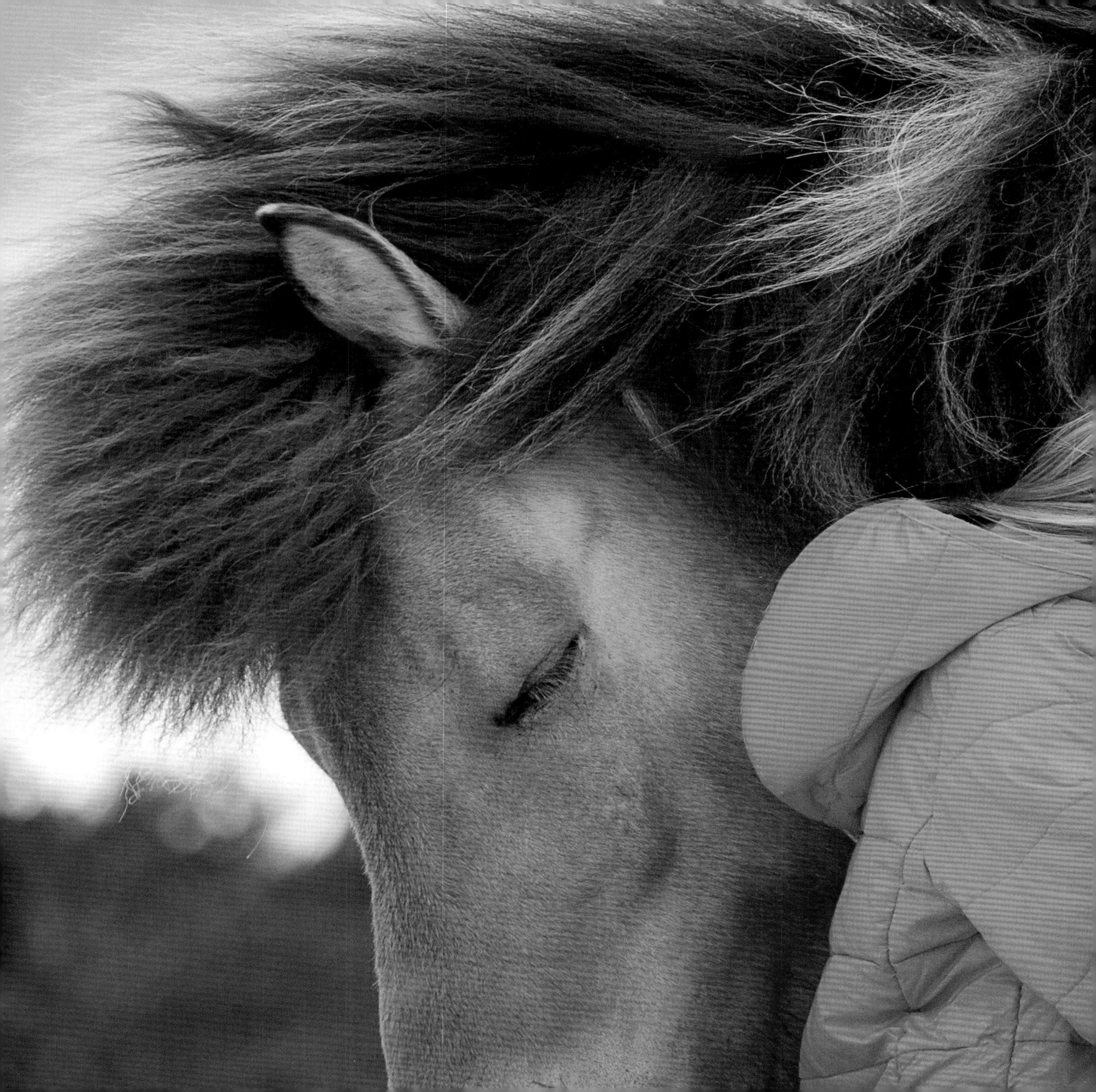

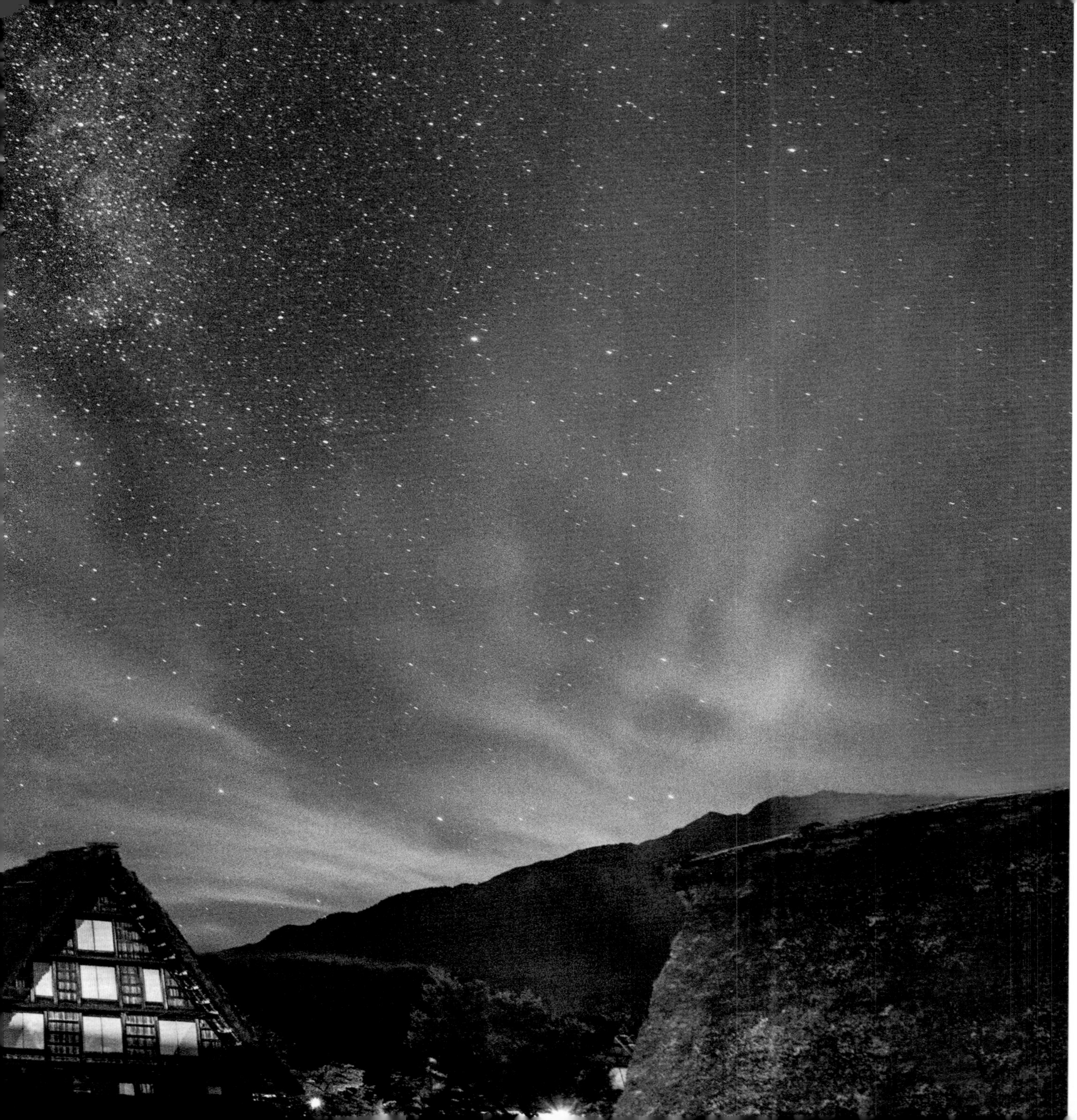

セッション4

Day 22 ≫ Day 28

写真の見方

ステップ1 写真の全体を「ぼーっ」と見て脳のウォーミングアップを行います。

ステップ2 写真の両側に記載のある「4つの見方」にチャレンジしましょう。

※写真は「ぼーっ」と見るだけでも脳全体が活性化しますが、ここではとくに鍛えられる脳力を4つ紹介します。

集中力　尖った先端を探してじっと見る

尖った先端をじっと見ると、視線が固定されやすく集中力が高まりやすい効果があります。尖っているなと思う場所であればどこでもOKです。好きなだけ見てください。

判断力　水面の映り込みから周りの景色を想像する

水面に反射する光や影の色など、写真から得られる情報を手がかりに、想像力を働かせましょう。状況を見て瞬時に判断できる能力を養うことができます。

Day 22

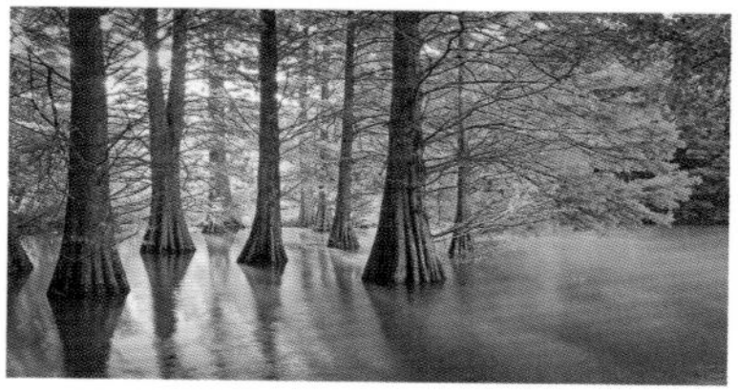

意欲　水の流れる音、空気の感覚、木の香りを想像する

その場にいる気持ちになり、耳、肌、鼻から感じられるだろうことを想像しましょう。自然の緑には集中力を高める効果があるため、五感を感じることで相乗効果が期待できます。

実行力　水面に波紋が広がっていく様子を想像する

水面はどんなふうに動いているか想像してみましょう。動いている様子が脳内でイメージされると、運動野に刺激が届き、体を動かすための準備を整えることができます。

Day 23

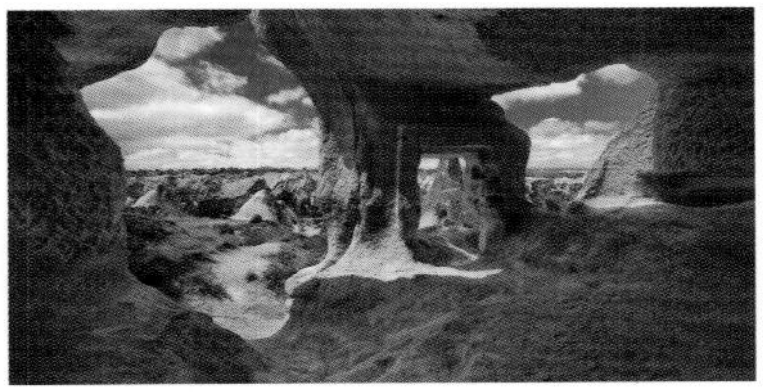

判断力 この穴は人工物か自然物かを判断してみる

この穴は自然にできたものか、人工物かを写真を手がかりに考えてみてください。いま見えている情報を手がかりに物事を考えることで、推理する力が鍛えられます。

共感力 穴の形がなんに見えるか言ってみる

他人が面白いと思えるような言葉を考えましょう。面白い言葉を考えるためには、相手の気持ちを理解する力が必要です。どんな言葉でもOKです。共感力が養えます。

集中力 隠された部分を想像してみる

脳は、写真の見えそうで見えない部分を「見たい」と思います。すると、自然と集中力が高まります。隠れた部分を見て「どうなっているんだろう？」と考えてみてください。

感情コントロール力 土の匂いや触った感触を想像する

土の匂いや感触、穴の内側と外側の温度差など、視点を変えて穴の状態を想像しましょう。ストレスが減り、感情を制御しやすくなり、何事も冷静に考えられるようになります。

Day 24

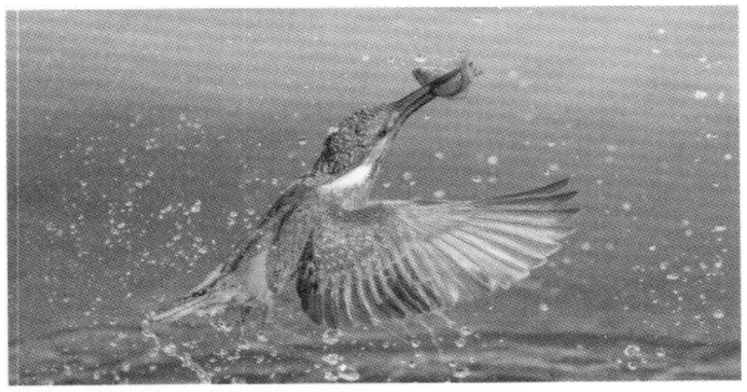

実行力 自分が鳥だったら、どう羽を動かすか考える

あなたが鳥だったら、どう羽を動かすかを考えることで、体の動きを司る脳の部位が活性化されます。水のしぶきを浴びる感覚を想像しながら考えると効果が高まります。

意欲 水の音、香り、温度などを想像する

鳥になりきり、あなたを取り巻く状態を体で感じましょう。五感を使って想像すると幸福度が高まり、脳が高度に活性化します。それにより、意欲が高まる効果も期待できます。

判断力 鳥がどうやって魚を獲ったのかを想像する

どう魚を獲ったのかを考えること以外にも、ここは海か、湖か、川かなども考えてみましょう。いろいろと考えを巡らせることで、判断力を司る脳の部位に刺激を与えられます。

共感力 自分が魚だったらどんな言葉を発するかを考える

魚の気持ちになって言葉を発してみましょう。魚の危機を自分事としてとらえることで、他人の気持ちに敏感になれ、自己中心的な言動を控えられるようになります。

Day 25

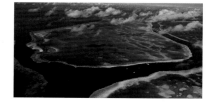

判断力　ここはどこなのかを想像する

写真を手がかりに、場所はどこか、海の色が違う理由などを想像しましょう。写真から得られる情報を分析することで洞察力が養われ、瞬時に物事を判断できるようになります。

集中力　地上に映っている影はどの雲のものかを30秒以内で判断する

まず、雲の影の部分をできるだけすばやく探しましょう。時間を決めて物事を判断することは、いい意味で脳にプレッシャーになり、それが集中力を高めることにつながります。

感情コントロール力　どこで泳ぎたいか考えてみる

「ここで泳いだらどんな感じかな？」「あそこだったら？」など、海で泳いでいる自分を想像します。いろいろな視点から物事を見ることで、感情の起伏をおだやかにできます。

実行力　スカイダイビングするとどんな感覚がするか想像する

あなたが飛行機から飛び降りたらどう体を動かすかなど、体の動きを想像してください。脳の体を動かす部位が活性化されて、イメージどおりに体を動かしやすくなります。

Day 26

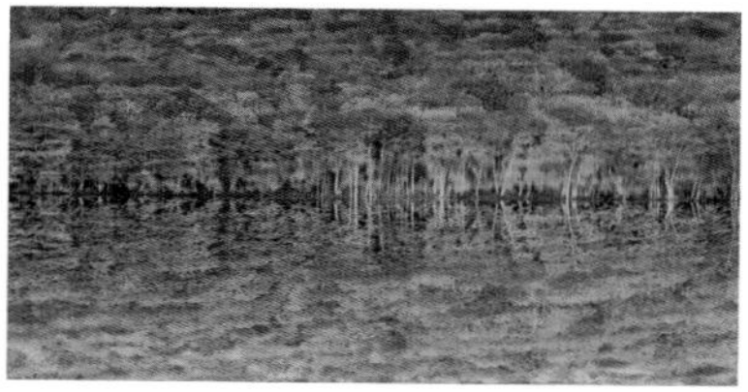

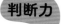

意欲　一番好きな色を探して、その色を脳内に広げてみる

脳内に広がる色が暗いと、気分も暗くなることがわかっています。写真の明るい色を頭のなかでイメージすると脳内に明るい色が広がり、気分が明るくなって意欲が高まります。

判断力　上下逆さまに見て、どちらが水面かを考える

写真を逆さまにして見て、どちらが水面なのかを考えてみましょう。上下左右と見方を変えて写真を見ると、現状を正しく分析して、適確に判断する力が養われます。

実行力　ここに飛び込むとどんなことが起きるか想像する

木々が映り込む水のなかに飛び込んだらどんな映像になるのか、体はどんな感覚がするのか考えてみます。運動野が刺激され、考えたことを実行に移す力が高まりやすくなります。

共感力　大好きな人に、ここでどんな一言を言うか考える

相手が好むような一言を考えましょう。相手の気持ちを考えることで脳の共感力を司る部位の働きをうながすオキシトシンが分泌され、コミュニケーションが円滑になります。

Day 27

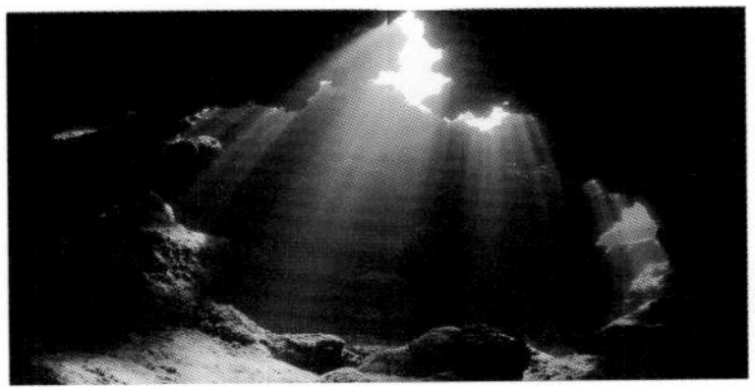

意欲　目を閉じて海のなかに浮かんでいる自分を想像する

岩の割れ目から差し込む光を浴びながら、ゆらゆらと心おだやかに海中に漂っているさまをイメージしましょう。リラックスすると、セロトニンが分泌され幸福感が高まります。

実行力　どのように体を動かして泳ぐのかを想像する

どのように体を動かすかだけではなく、水の温度、水の抵抗感なども想像しましょう。運動野が刺激され、考えをすみやかに実行に移しやすくなります。

判断力　ライトアップした風景を想像する

暗くて見えない部分を光で照らしたら、何が見えるかを想像します。限られた情報から推測する力をつけると、詐欺を見抜いたり、自動車の運転時の正しい判断力を磨けます。

記憶力　左右に視線を動かしながら30 秒間見て頭のなかで再現する

人間の視野は縦よりも横に広がっているため、目を左右に動かすと脳がより活性化して、記憶力が高まることがわかっています。写真の端から端まで眺めてみましょう。

Day 28

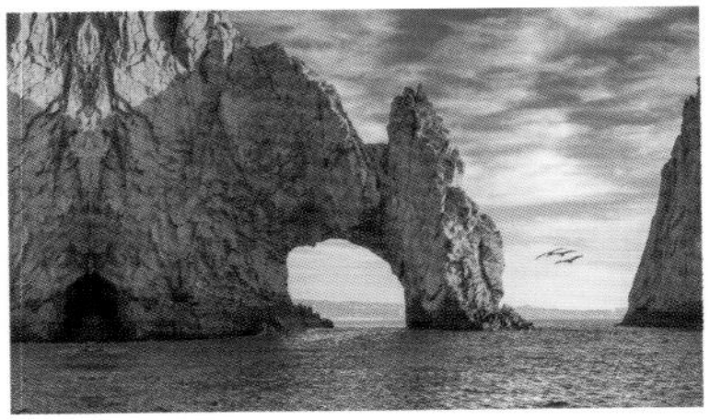

共感力　自分が鳥になって飛んでいる気持ちを想像する

鳥になりきり、どんな気持ちで空を飛んでいるのかを想像しましょう。対象が動物であっても、他者の立場になりきることは、共感力を鍛えるトレーニングになります。

記憶力　岩を抜けた先に広がる風景を想像する

空が左右に大きく広がるさまを想像してみてください。視野を広げることをイメージすると、眼球を左右に動かすクセができ、普段の視野が広くなり記憶力アップが期待できます。

感情コントロール力　岩の上に立ったときどう感じるか想像する

岩の上に立っていると仮定し、そこから見える景色や感覚を想像しましょう。違った視点から物事を見ると、客観視を司る脳の部位が活性化し、感情の起伏をおだやかにできます。

実行力　どのようにして穴を通り抜けるか想像する

穴を通り抜けるにはどのように通り抜けるか？　どんな空気を感じるか？　を想像します。運動野が刺激され、思いどおりに体を動かしやすくなることが期待できます。

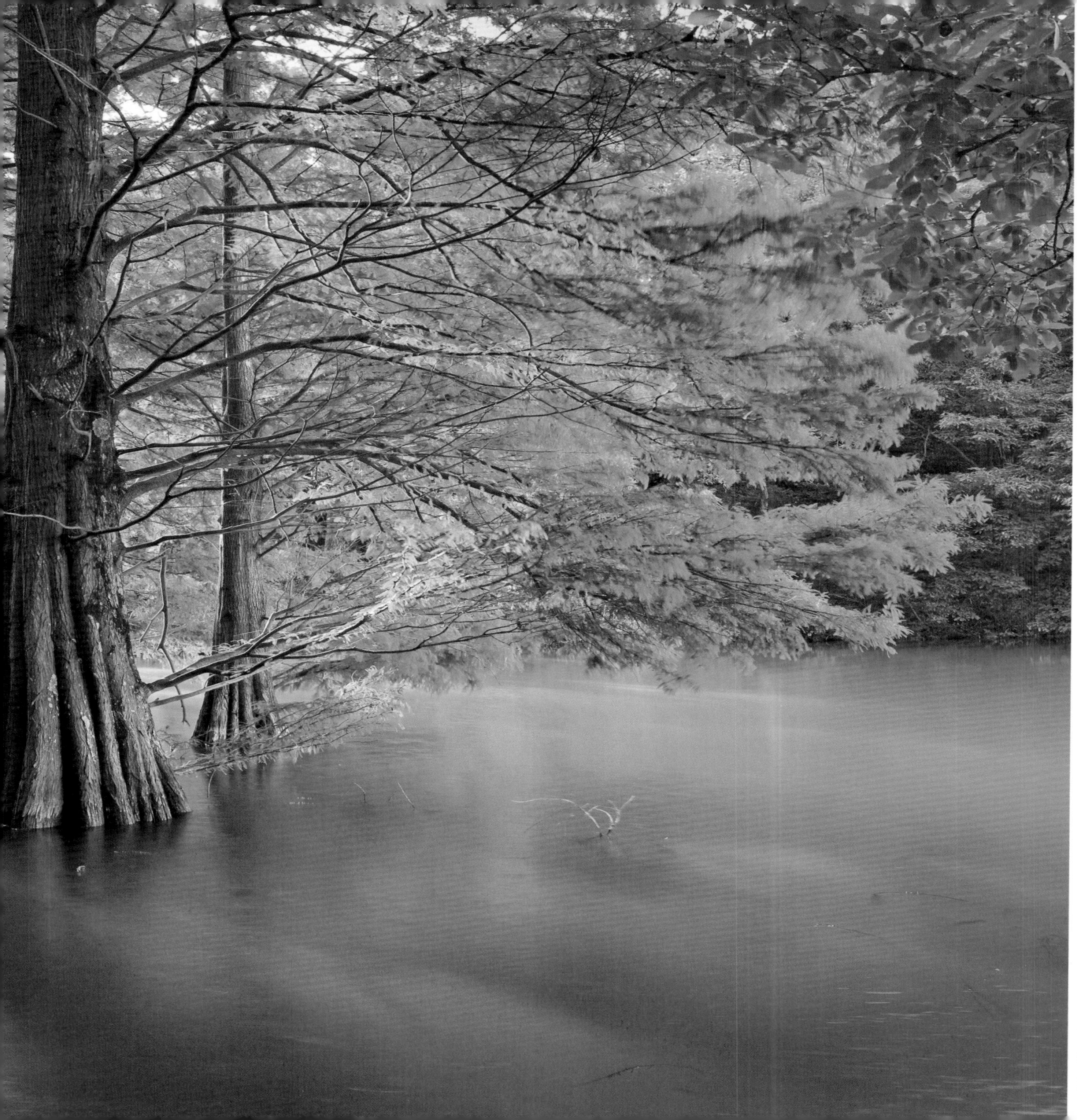

意欲　実行力　集中力　判断力

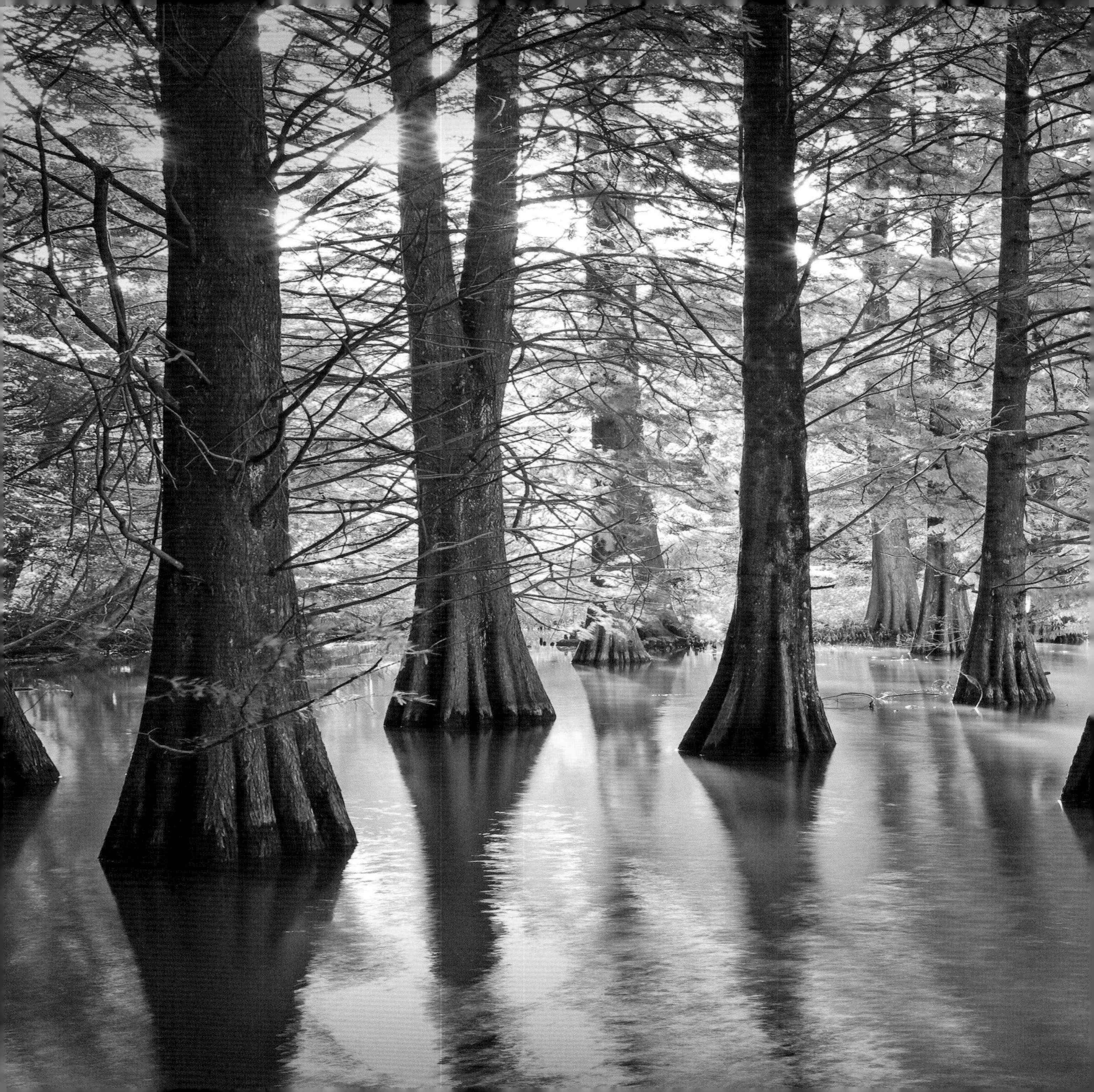

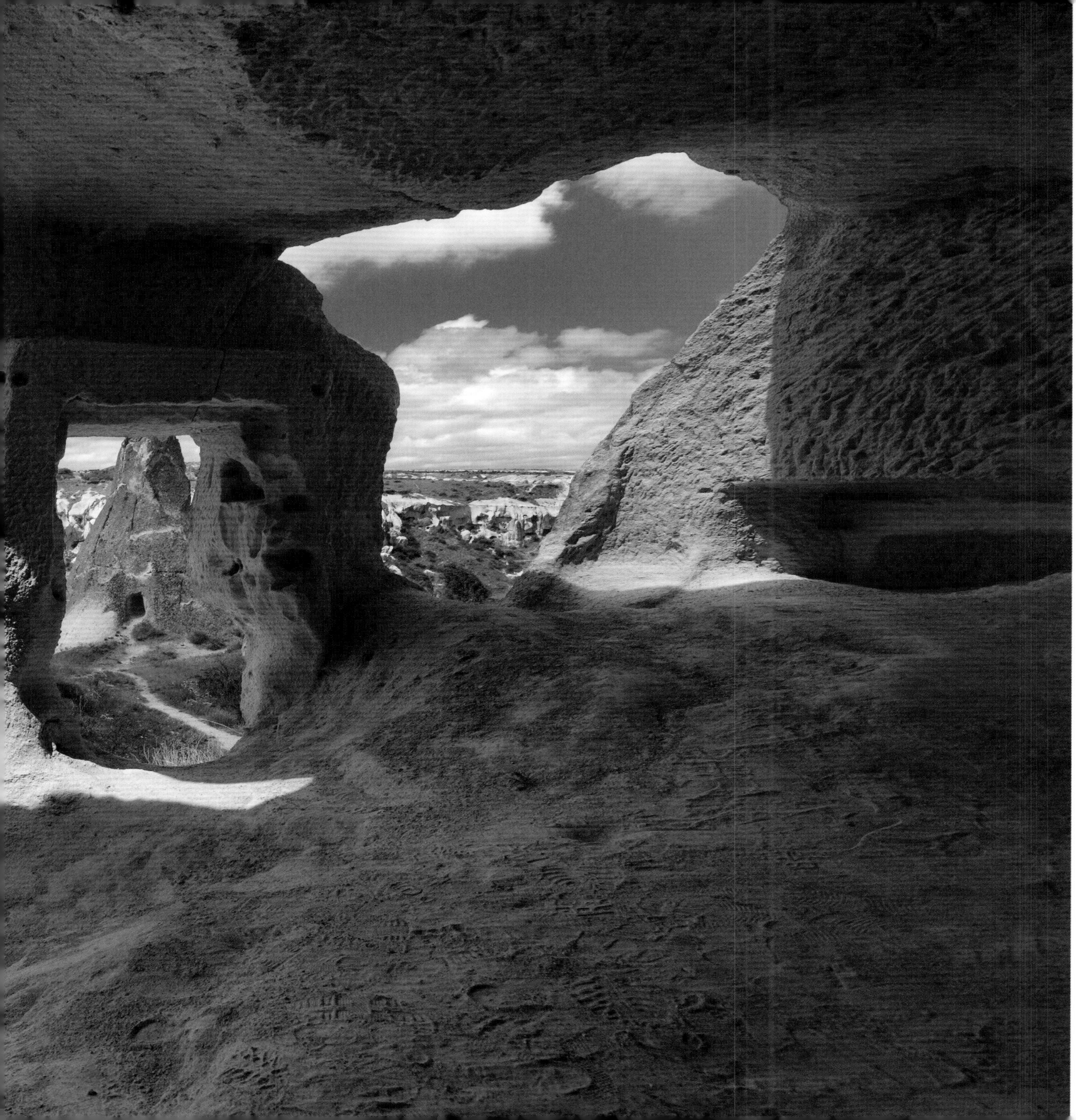

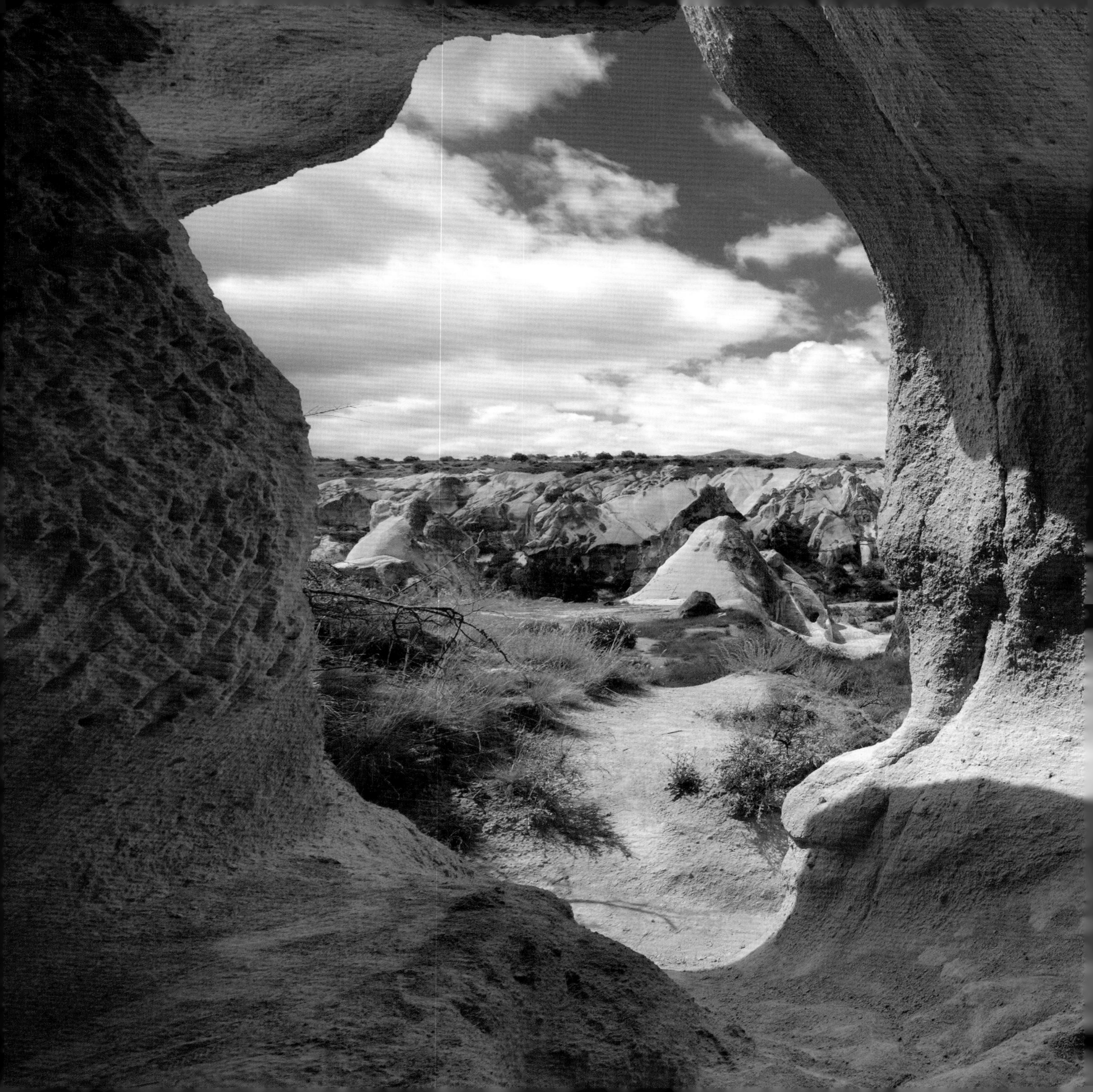

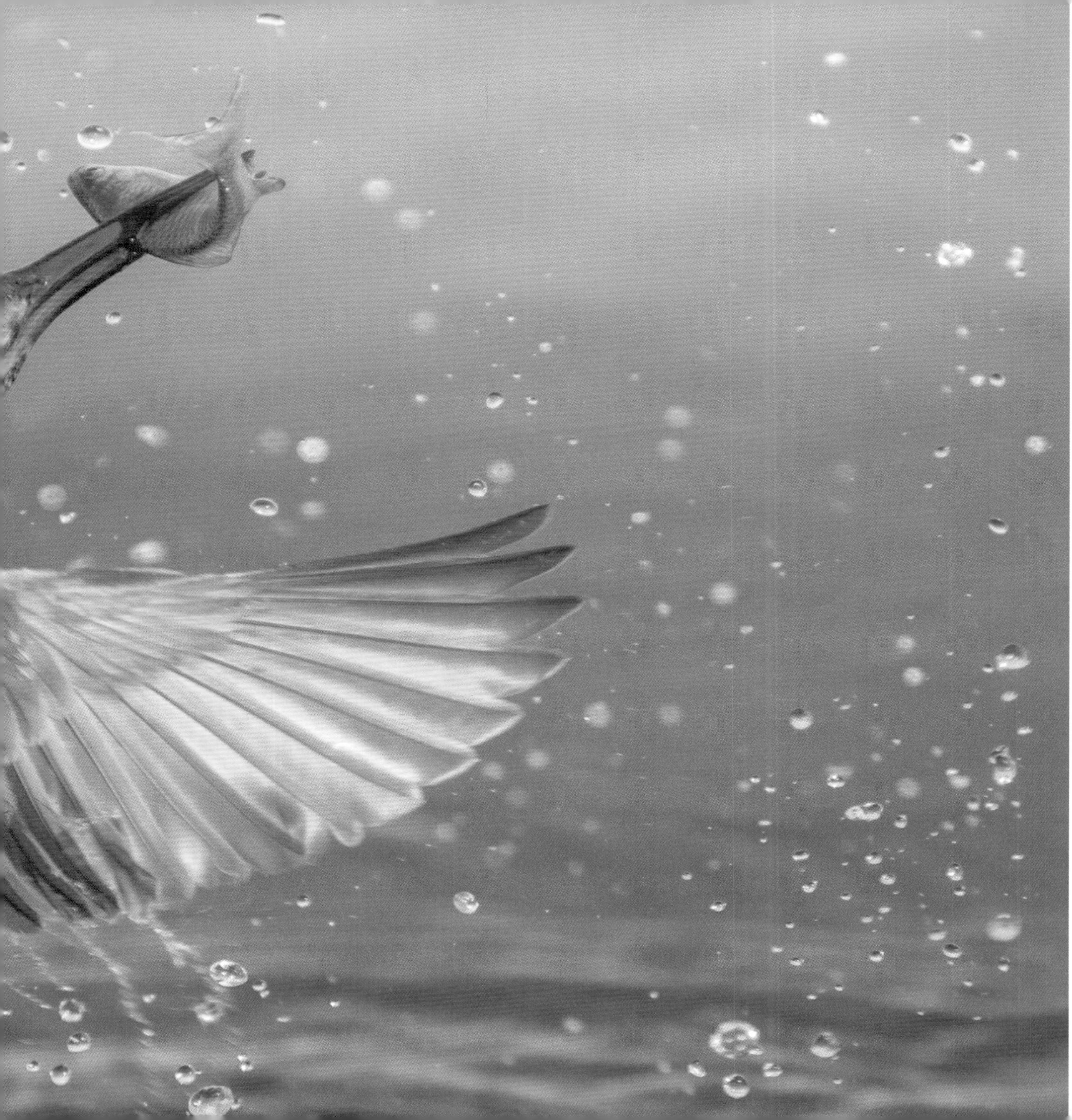

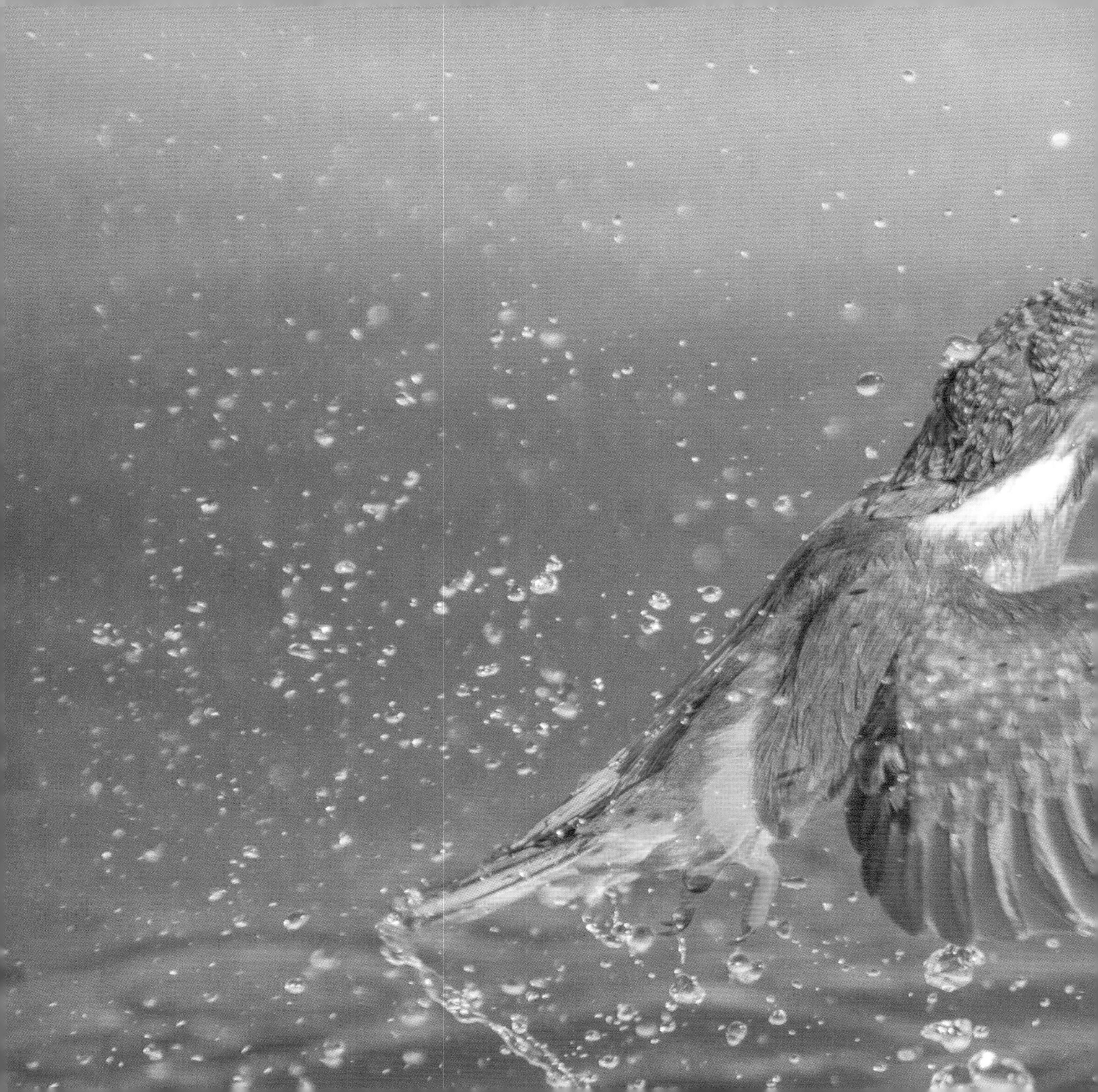

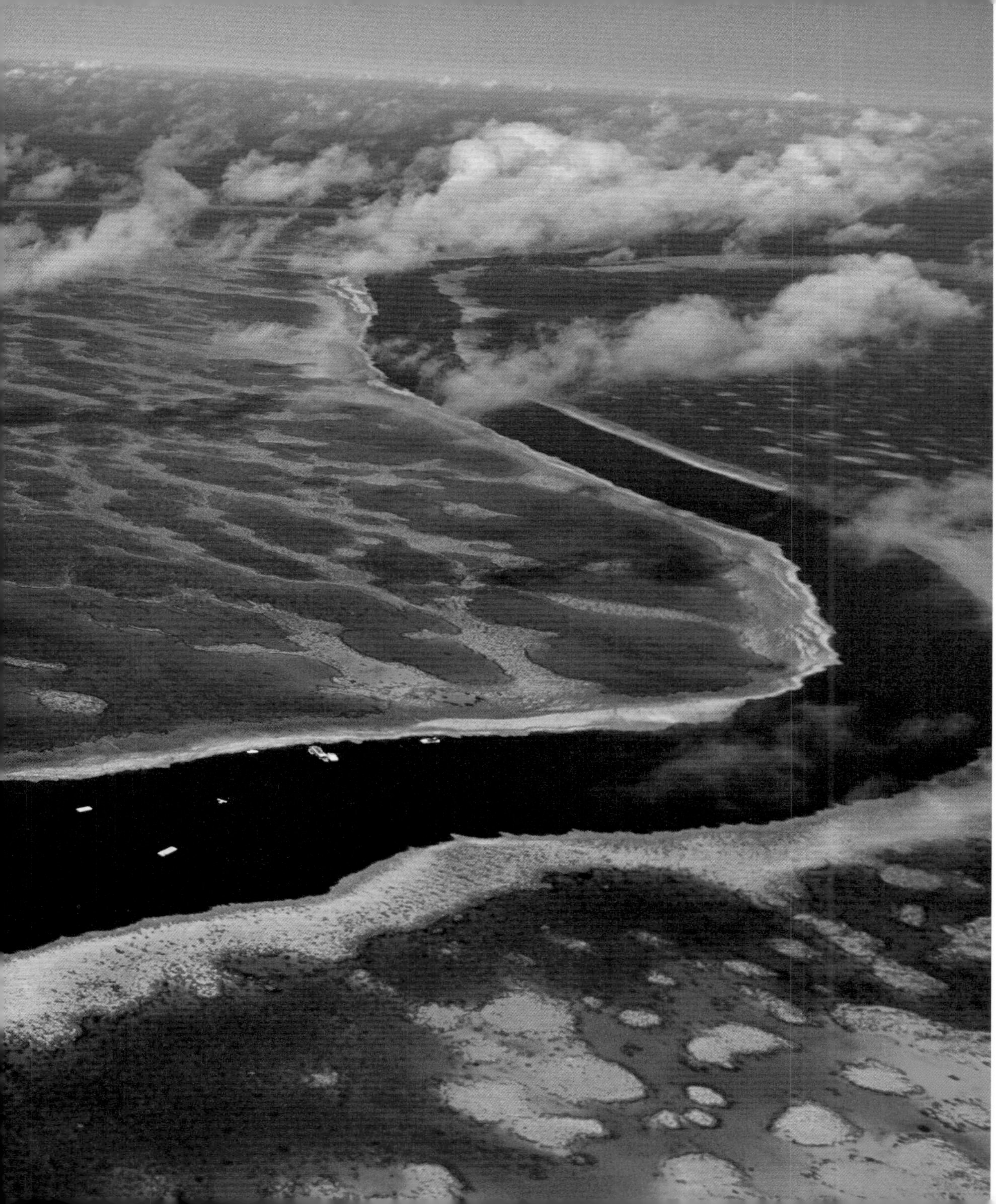

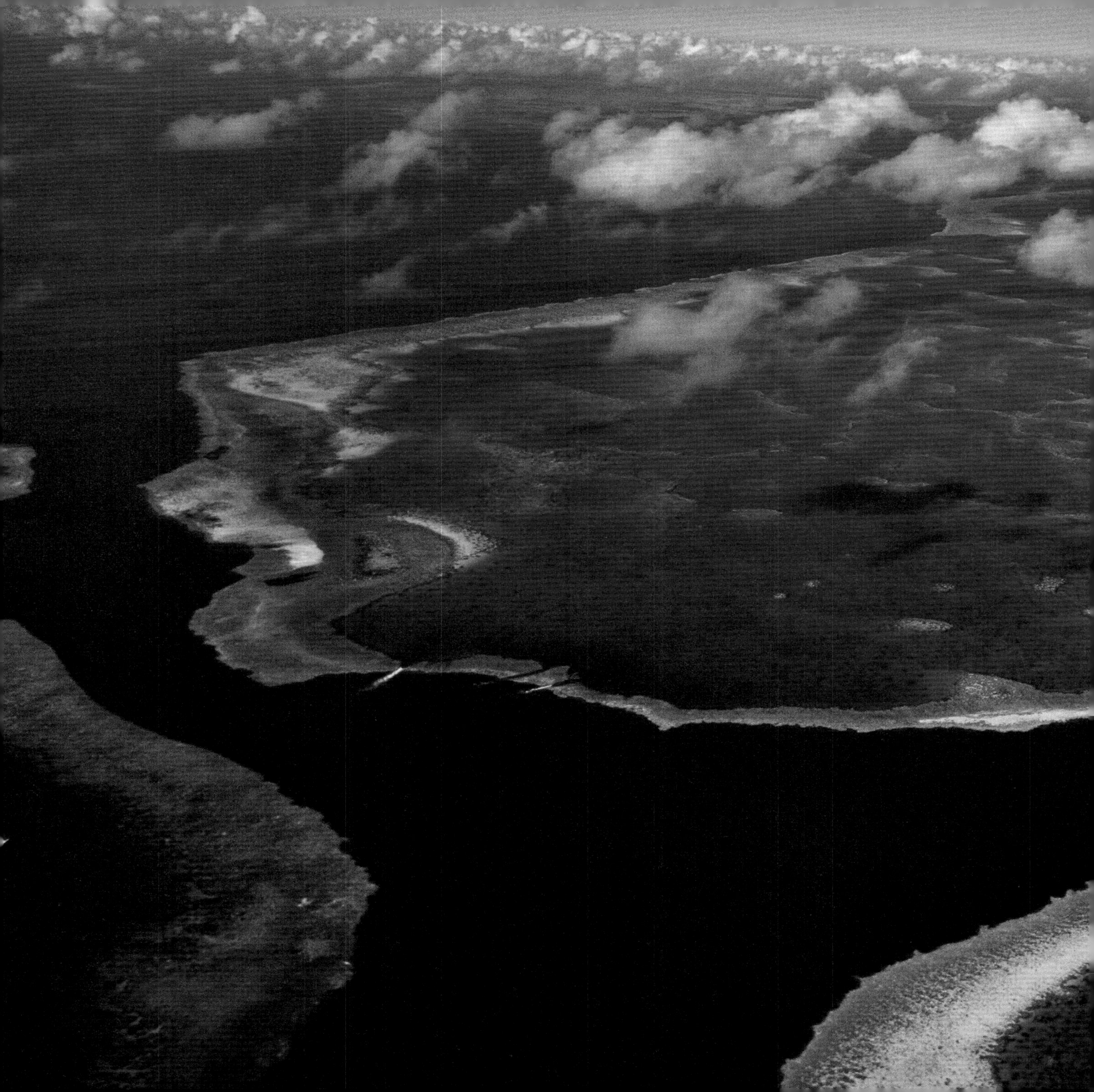

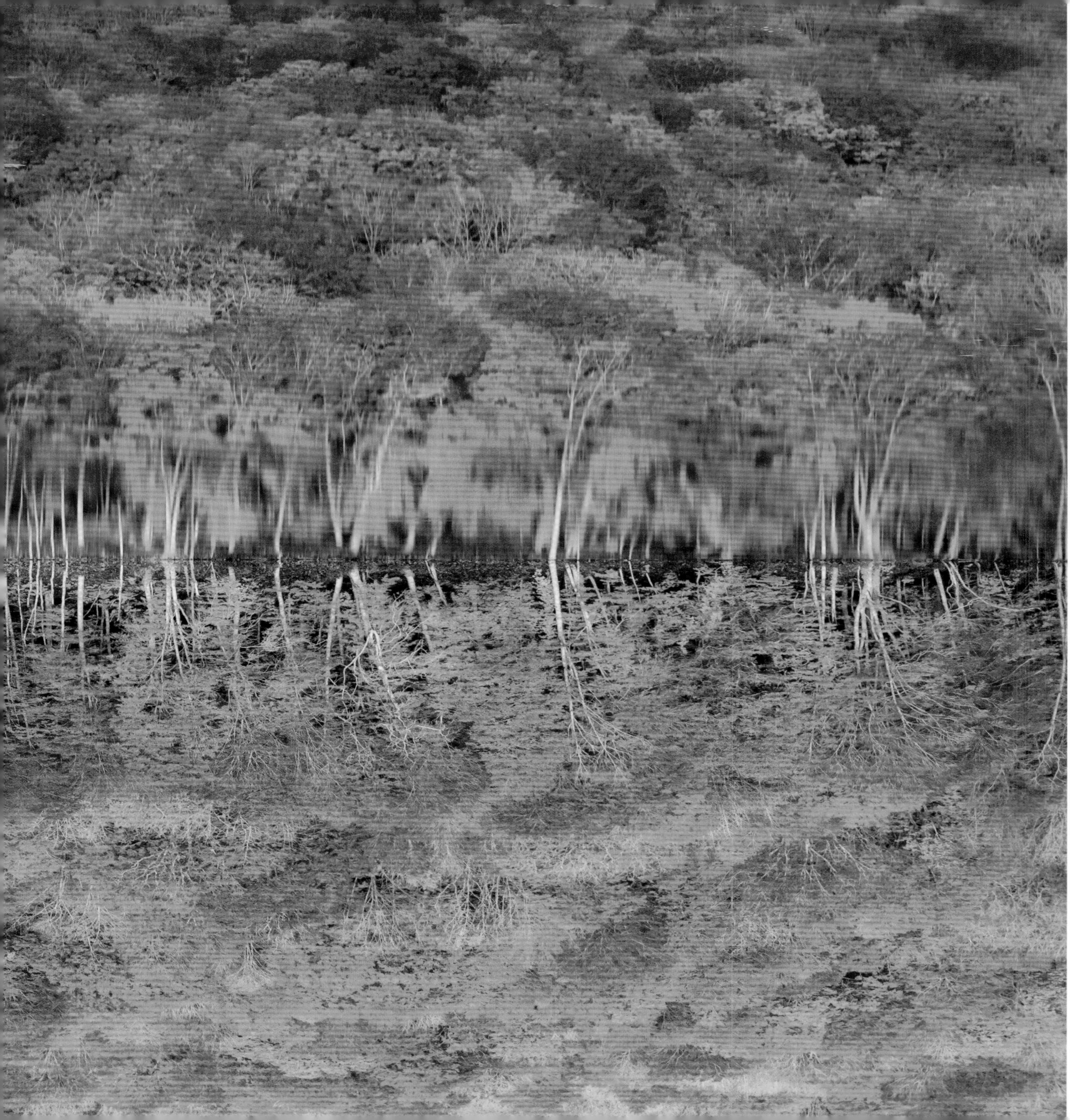

Day 26

実行力　共感力　意欲　判断力

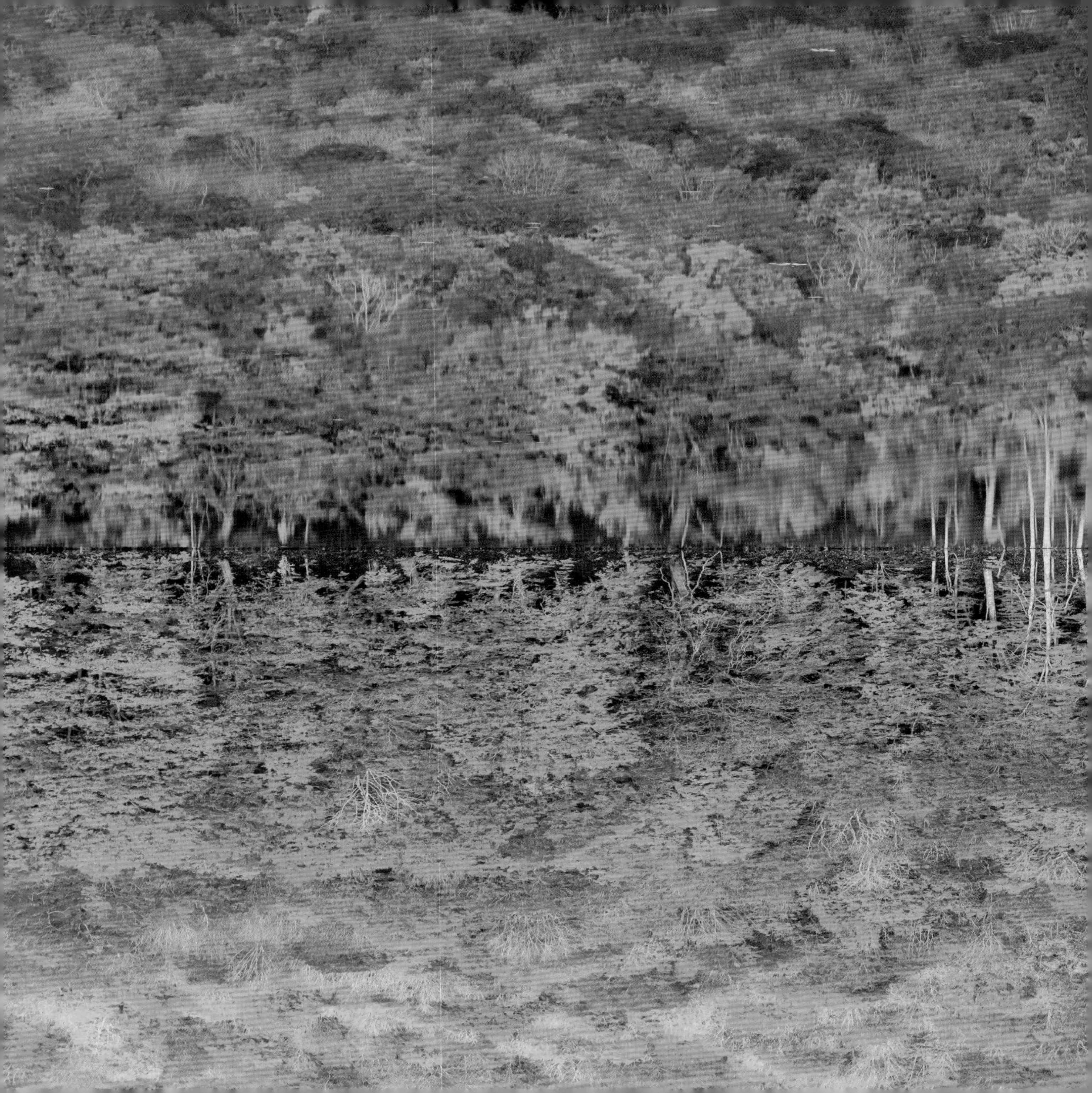

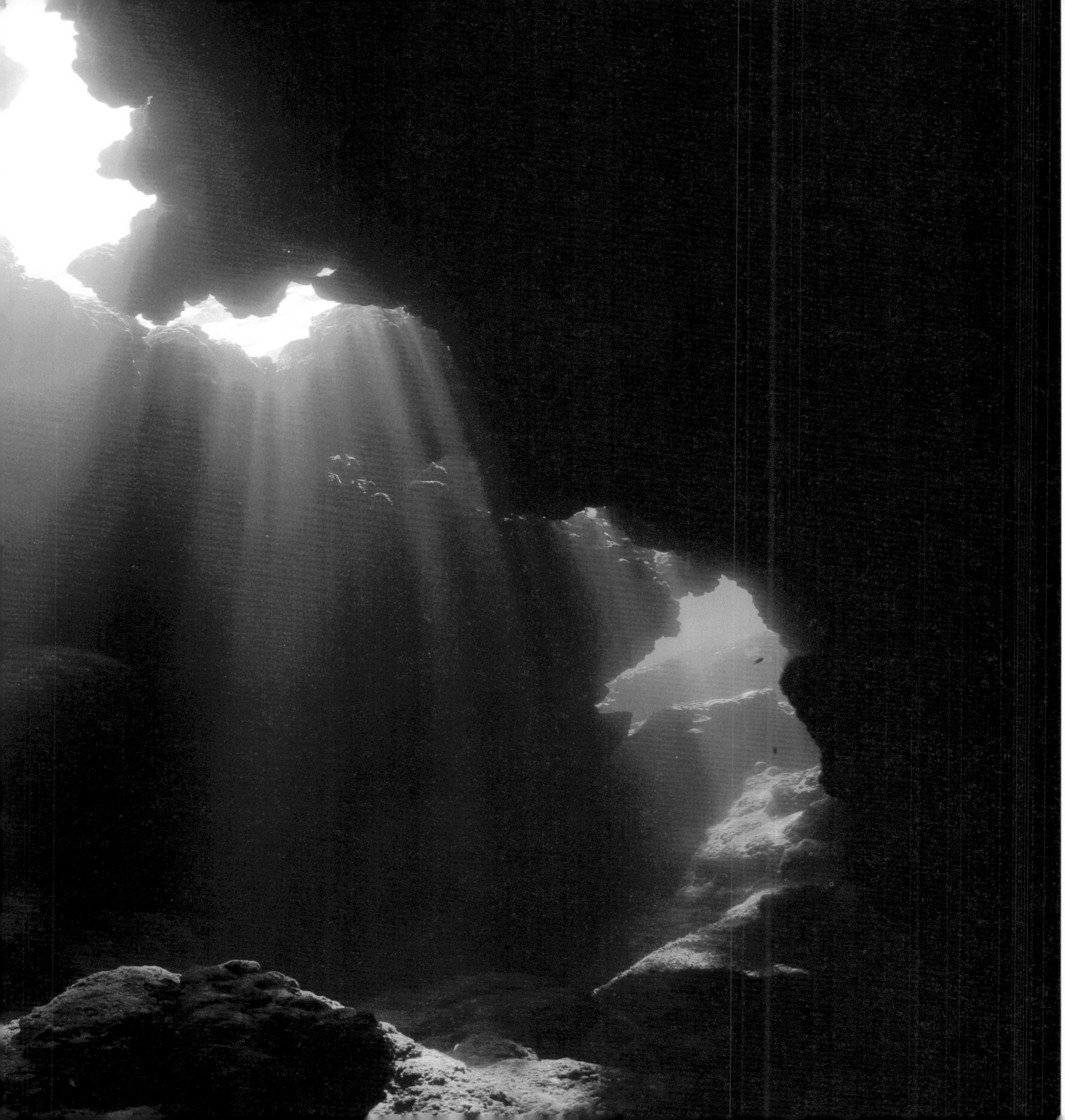

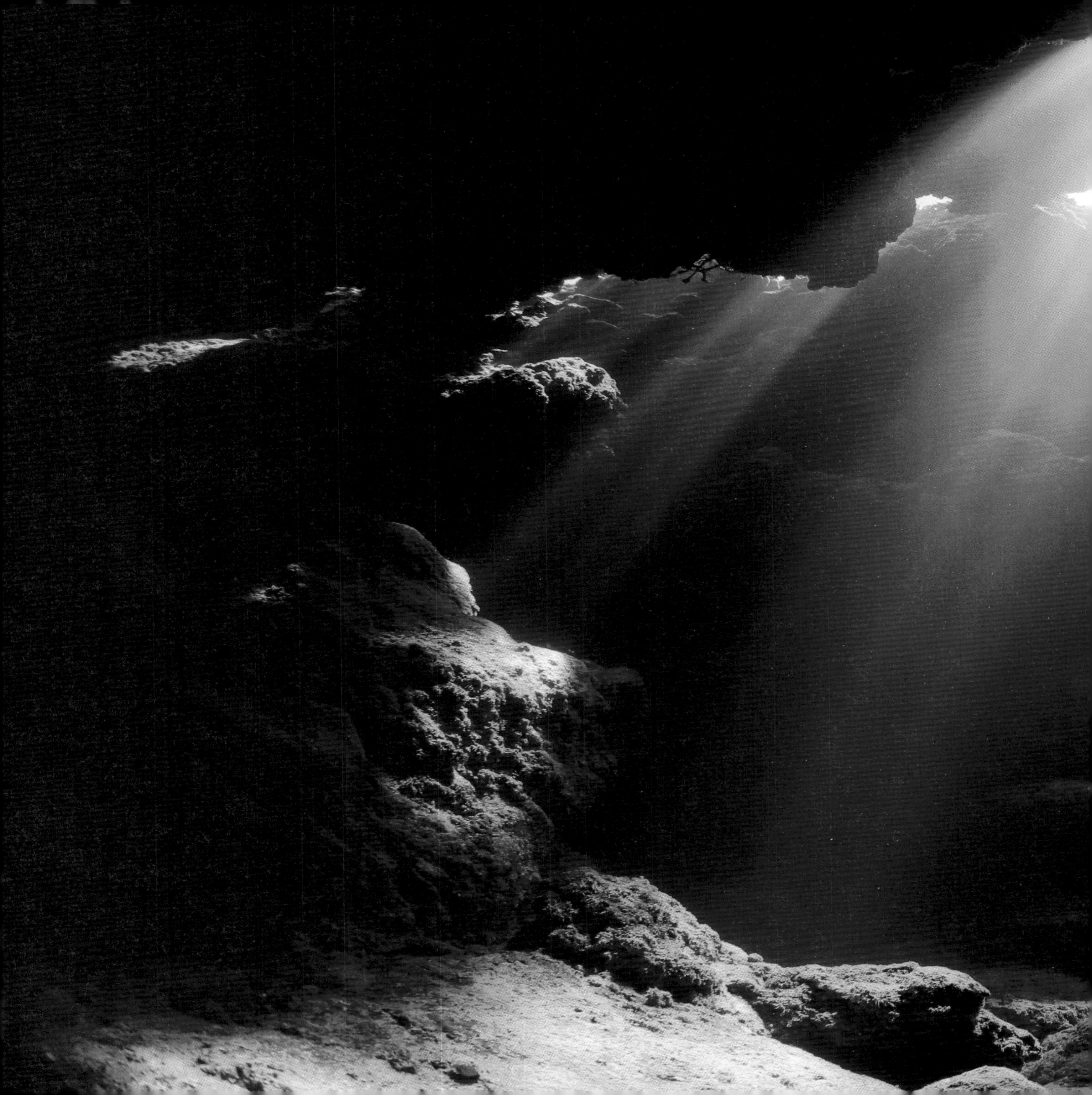

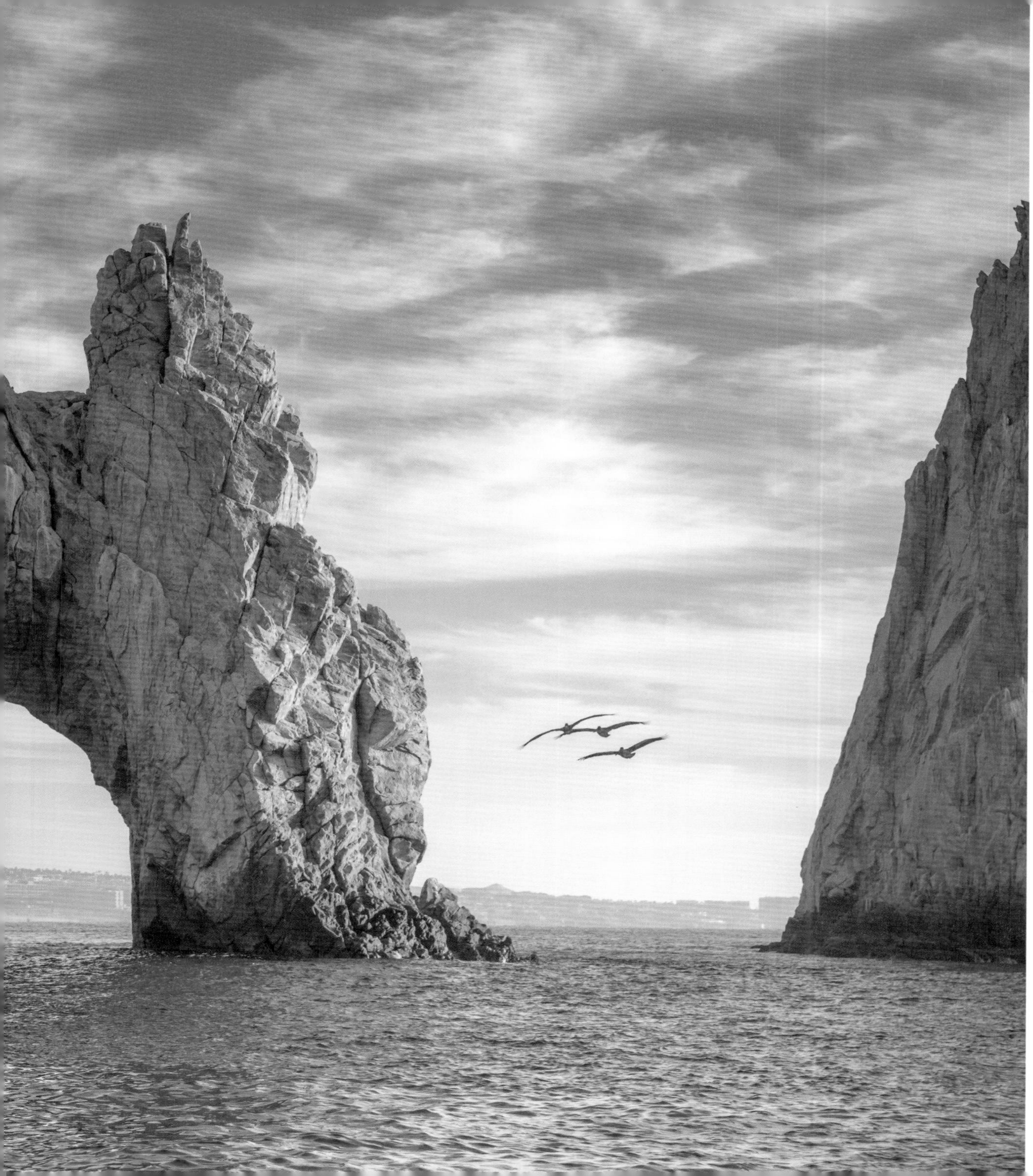

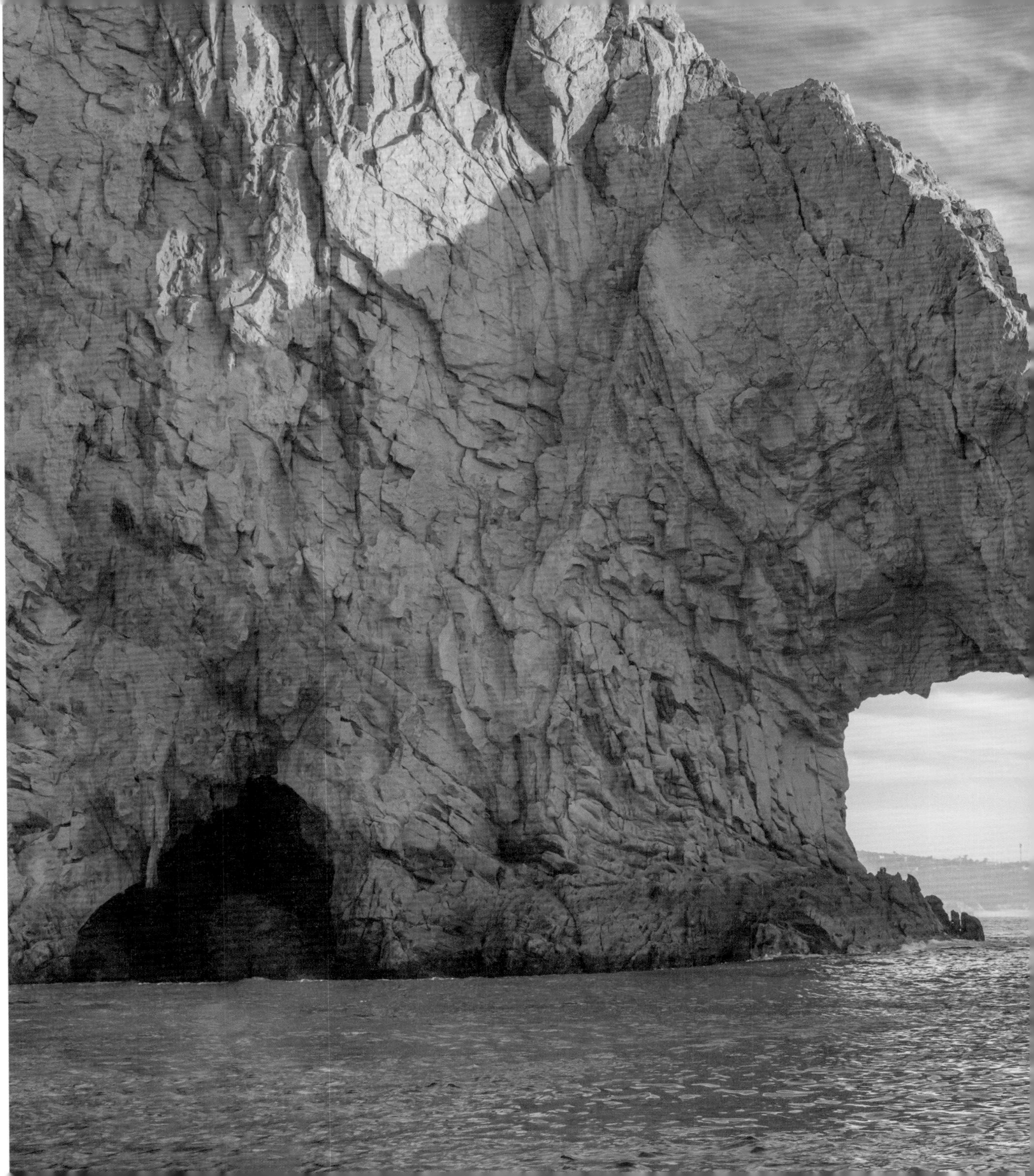

セッション5

Day 29 » Day 35

写真の見方

ステップ1 写真の全体を「ぼーっ」と見て
脳のウォーミングアップを行います。

ステップ2 写真の両側に記載のある
「4つの見方」にチャレンジしましょう。

※写真は「ぼーっ」と見るだけでも脳全体が活性化しますが、ここではとくに鍛えられる脳力を4つ紹介します。

Day 29

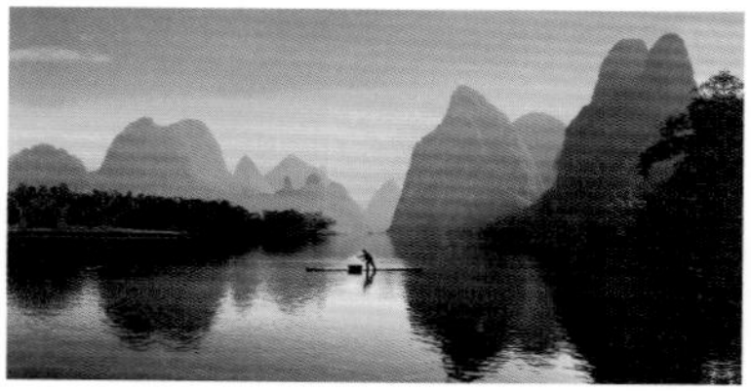

意欲　子どものころの楽しかったことを思い出す

写真を手がかりに、楽しかったことを思い出しましょう。幸福感、ワクワクした気持ちが高まるとセロトニンやドーパミンが分泌され、何事にも前向きに取り組む意欲が高まります。

共感力　どんな気持ちで船を漕いでいるか想像する

船を漕いでいる人の立場に立って、気持ちを考えてみましょう。船を漕いでいる人とのつながりを感じることで、他者の立場に立って物事を考えるクセが身につきます。

判断力　朝や昼、夜はどんな景色になるか想像する

時間によって、景色の見え方は大きく異なります。その景色の移ろいを想像しましょう。いま見えている状況から先を推理するで、将来の計画を立てる力が高まります。

記憶力　目を閉じて山が何個あったか数えてみる

正解しなくても問題はありません。目からの情報をもとに、頭のなかで写真を再現しようとすると、ひとつ一つの対象に目を向ける時間が増え、物事を覚えやすくなります。

Day 30

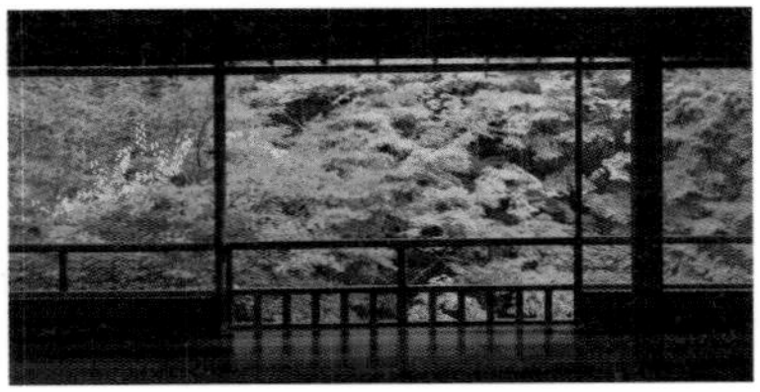

集中力

好きな色を集中して10秒間見つめる

色とりどりに染まった木々のなかから、直感的に好きと思える色を選びましょう。好きな色を選ぶ行為には、集中力を高めるドーパミンの分泌をうながす作用があります。

感情コントロール力

木の立場になってこちらを見てみる

あなたが木になりきって、こちらを見ているあなたの姿を想像しましょう。これは自分を客観視するために非常に有効な方法で、自然と感情的な行動が慎めるようになります。

意欲

その場にいると仮定し空気感や音を想像する

この空間にいるとどんな空気を感じるか？　床の温度はどうなっているか？　聞こえてくる音にも耳をすましてみてください。五感への刺激は脳を活性化させ意欲を高めます。

共感力

木がしゃべるとしたらなんと言っているか想像する

木々たちが話しているとしたら、どんな会話をしているか、木々の気持ちになって考えてみましょう。自然に相手の気持ちを考えて言葉を発せられるようになります。

Day 31

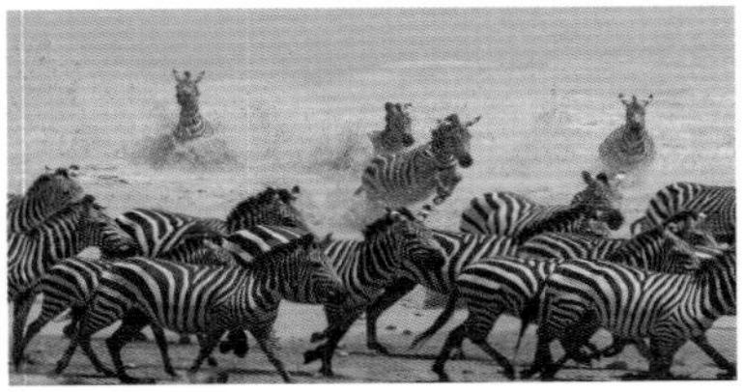

実行力

息づかいや水しぶき、動きを想像する

シマウマになりきり、体の動きをいろいろ想像すると、脳と体の動きの連携がスムーズになります。いろいろな場所にいるシマウマの立場になって考えると効果が高まります。

判断力

自分がこの場所にいたらどこが安全か考える

この場所のなかでどこが一番安全か、10秒以内に考えてみてください。危機に直面したとき、冷静に状況を判断して、正しい対応策がとれるようになります。

共感力

シマウマたちの気持ちを想像する

いろいろな場所にいるシマウマの気持ちを考えましょう。相手が動物であっても、気持ちを考えると共感力を司る脳の部位が活性化して、人の気持ちを理解しやすくなります。

感情コントロール力

上から見たときどんな写真になるか想像する

視点を上空に移動させ、シマウマの群れを上から見た映像を想像します。いろいろな見え方を想像することで、自分の感情もさまざまな角度から客観視できるようになります。

Day 32

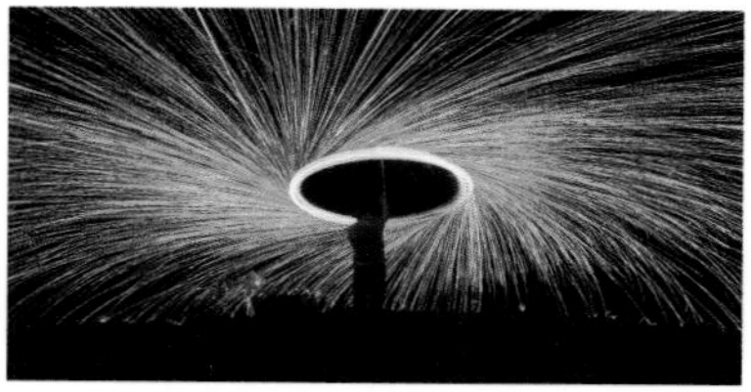

共感力 この人はどのくらいの熱さを感じているかを想像する

火を回している人の気持ちや感じていることを考えましょう。すると、共感力を司る脳の部位が活性化して、人の気持ちを理解しやすくなります。

集中力 もっとも明るい部分を5秒以内に探す

直感的に明るいと思った部分を探してみましょう。探す時間を決めることで意欲が高まり、さらに多くの選択肢のなかから選ぶことで、脳が活性化され集中力が高まります。

判断力 何をしているのか、どんな危険があるのか考える

写真の人に、この先どんなリスクがあるのか想像してみましょう。先に待ち受ける状況を推測する力がつき、危機に直面しても、冷静に判断、対処できるようになります。

実行力 火を回しているときの体の動きを考える

どのように体を動かせばうまく火を回せるのかを考えましょう。体の動きを考えることで、脳の運動を司る部位が刺激されて、イメージどおりに体を動かせるようになります。

Day 33

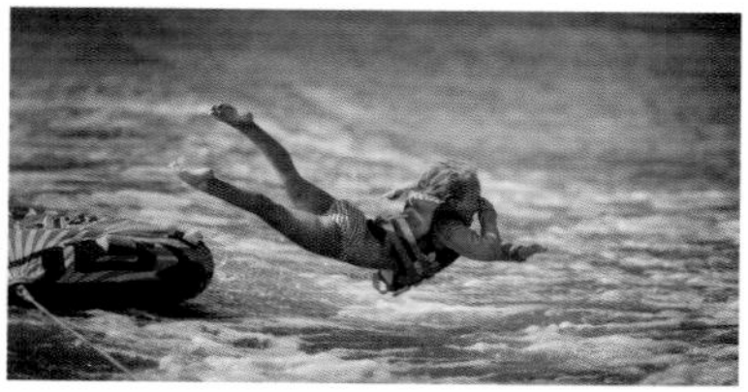

実行力 巻き戻すとどんな写真になるか想像する

時を戻して、女の子がどんな動きをしたため写真の状態になったのかを想像します。動きを想像すると、脳の体の動きを司る部位が活性化され、考えを実行に移す力が高まります。

集中力 落ちたときの女の子の体の感覚を想像する

女の子になりきり、海に落ちるときの感覚、肌に感じる水の冷たさを考えてみましょう。すると、集中力を高めるアドレナリンやノルアドレナリンの分泌がうながされます。

共感力 女の子がなんと言うかを考える

他人が面白いと思えるような言葉を考えてみましょう。他人の気持ちになって言葉を考えると、脳の共感力を司る部位が活性化してコミュニケーション力が高まります。

判断力 女の子はなぜこうなったのか考える

女の子に何が起こったのかを考えましょう。過去に起こったことを推測すると、脳の判断力を司る部位が活性化され、正しく先を見通す力が高まります。

Day 34

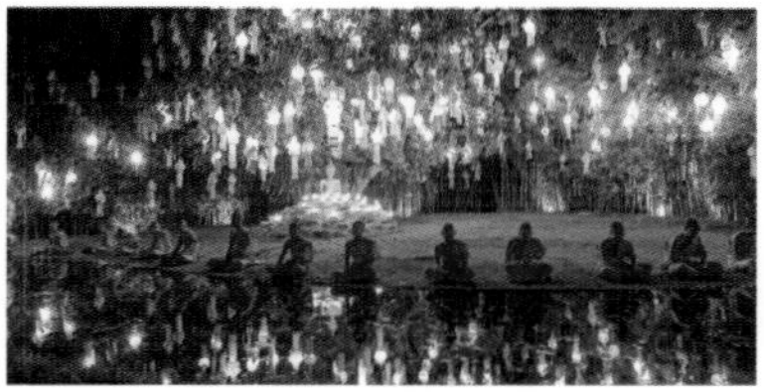

意欲
好きな色を探して、目を閉じてその色を思い起こす

直感的に好きと感じた色を選んでください。好きな色を選ぶという行為には、意欲を高めるドーパミンの分泌をうながす作用があり、物事に前向きに取り組めるようになります。

記憶力
目を閉じて、灯りが何個あったか数える

頭のなかで再現した写真にある灯りの数を数えればOKです。たとえその数が正確ではなくても、頭のなかで写真を再現するだけで、脳の記憶を司る部位が活性化されます。

共感力
僧侶の立場になって気持ちを考える

僧侶たちの気持ちも百人百様。写真を見て、それぞれの僧侶たちがどんな気持ちで座っているのか考えましょう。他人の気持ちを考えると脳の共感力を司る部位が活性化します。

感情コントロール力
もっともリラックスして見える人になりきる

リラックスしている人の様子を見たり真似することで自分も同じ感覚になれる「ミラーニューロン・システム」が働き、心をおだやかにすることができます。

Day 35

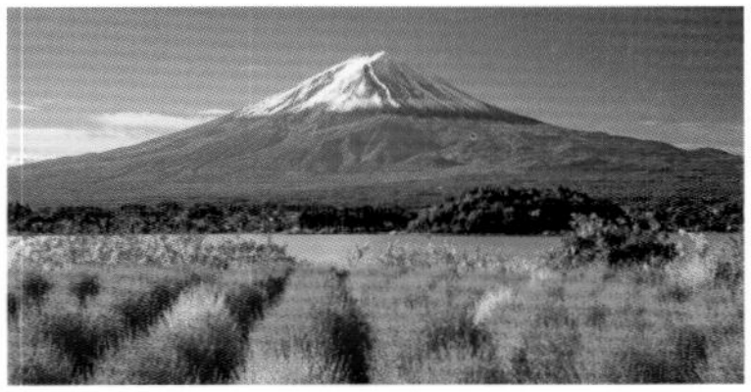

意欲
富士山の大きさを感じ地球に生まれたことに感謝する

富士山を見て、美しい地球に生まれたことに感謝の念を抱いてみてください。感謝の気持ちは、やる気ホルモンであるドーパミンの分泌をうながします。

集中力
好きな1か所を選んで10秒間集中して見る

自然や緑を見るとストレスが軽減され、無意識のうちに集中力や注意力が高まります。さらに好きな1点を見ることでドーパミンが分泌され、より高い効果を期待できます。

共感力
自分が植物や山だったらどう感じるか想像する

植物や山になりきって物事を考えると、脳の共感力を司る部位が活性化します。相手の気持ちを理解する力が高まり、思いやりのある言動をとることができるようになります。

判断力
どのルートで登ると安全か考える

山頂に登るためにはリスクを回避して、もっともよいルートを選ばなければなりません。現在の状況から先を読むことで、瞬時の判断や計画的に物事を進める力が鍛えられます。

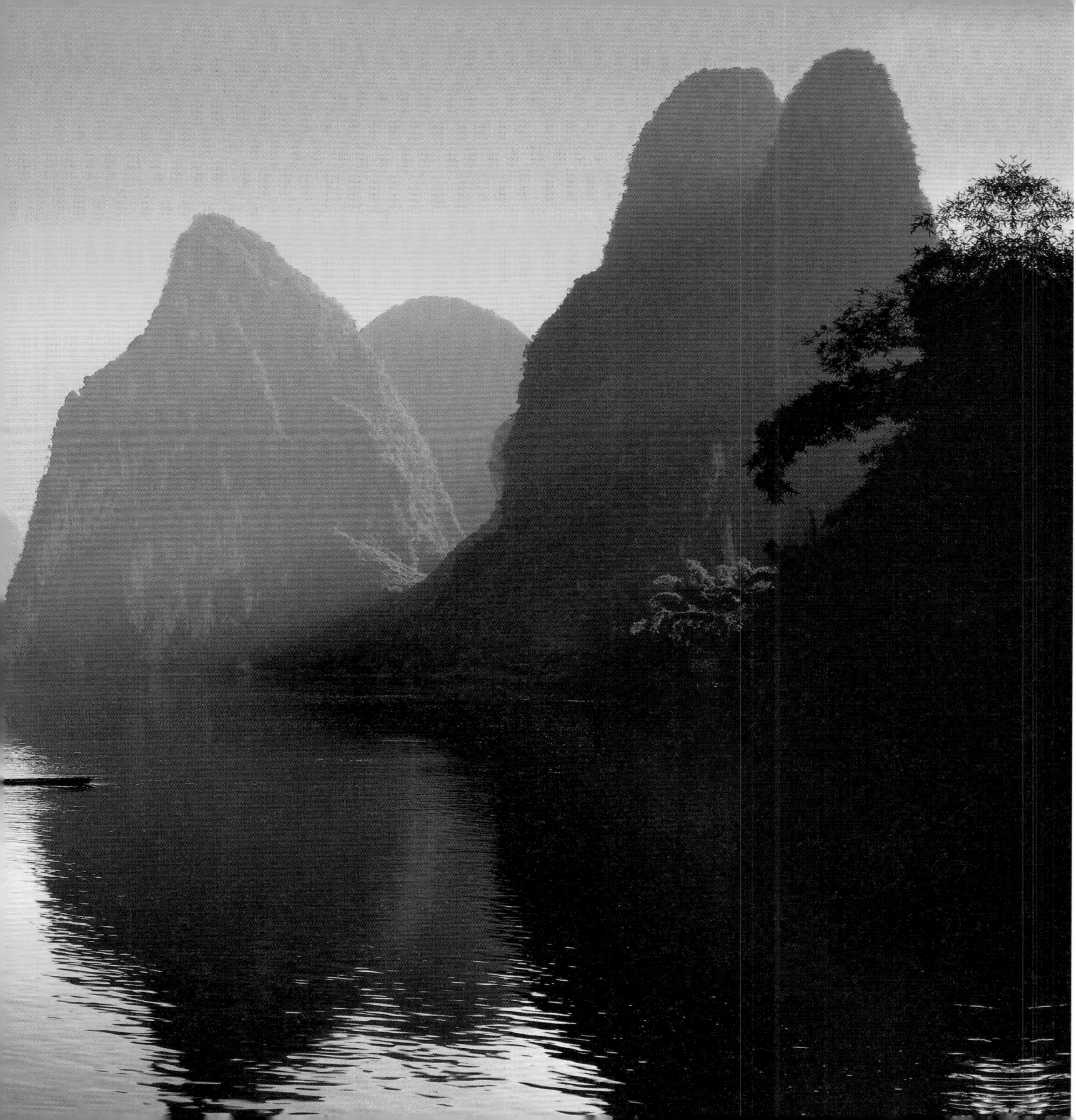

判断力　記憶力　意欲　共感力

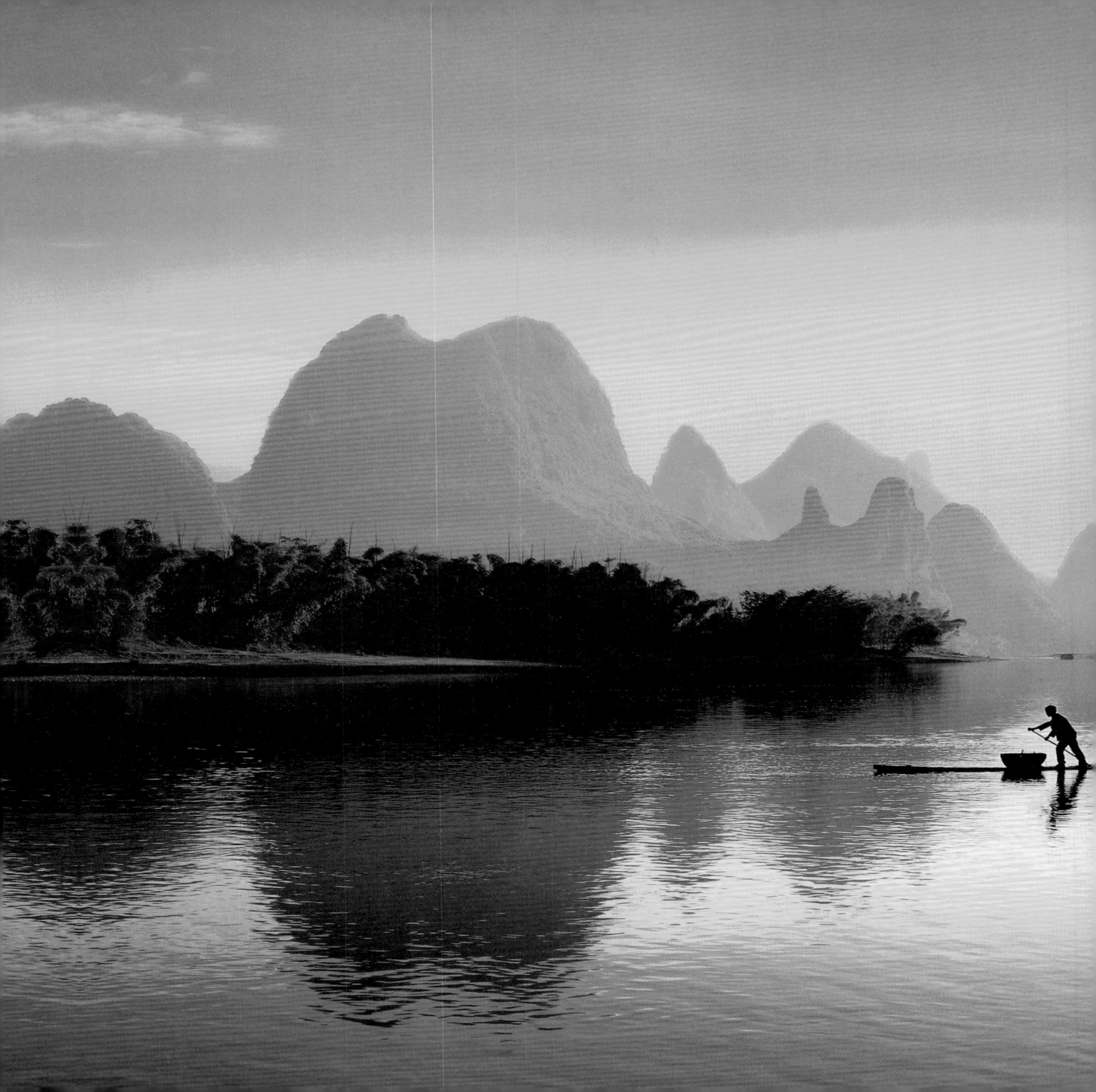

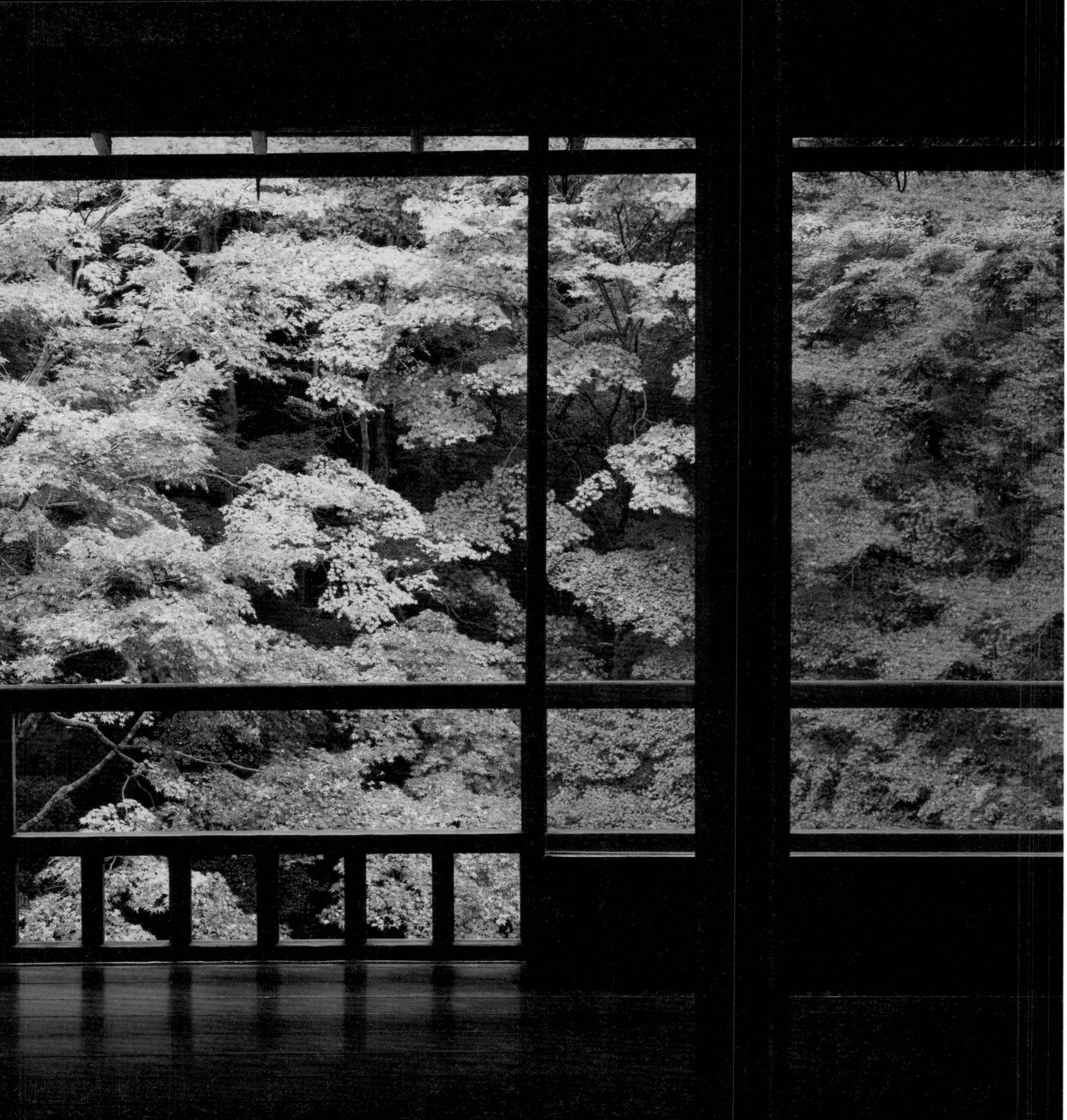

Day 30

意欲　共感力　集中力　感情コントロール力

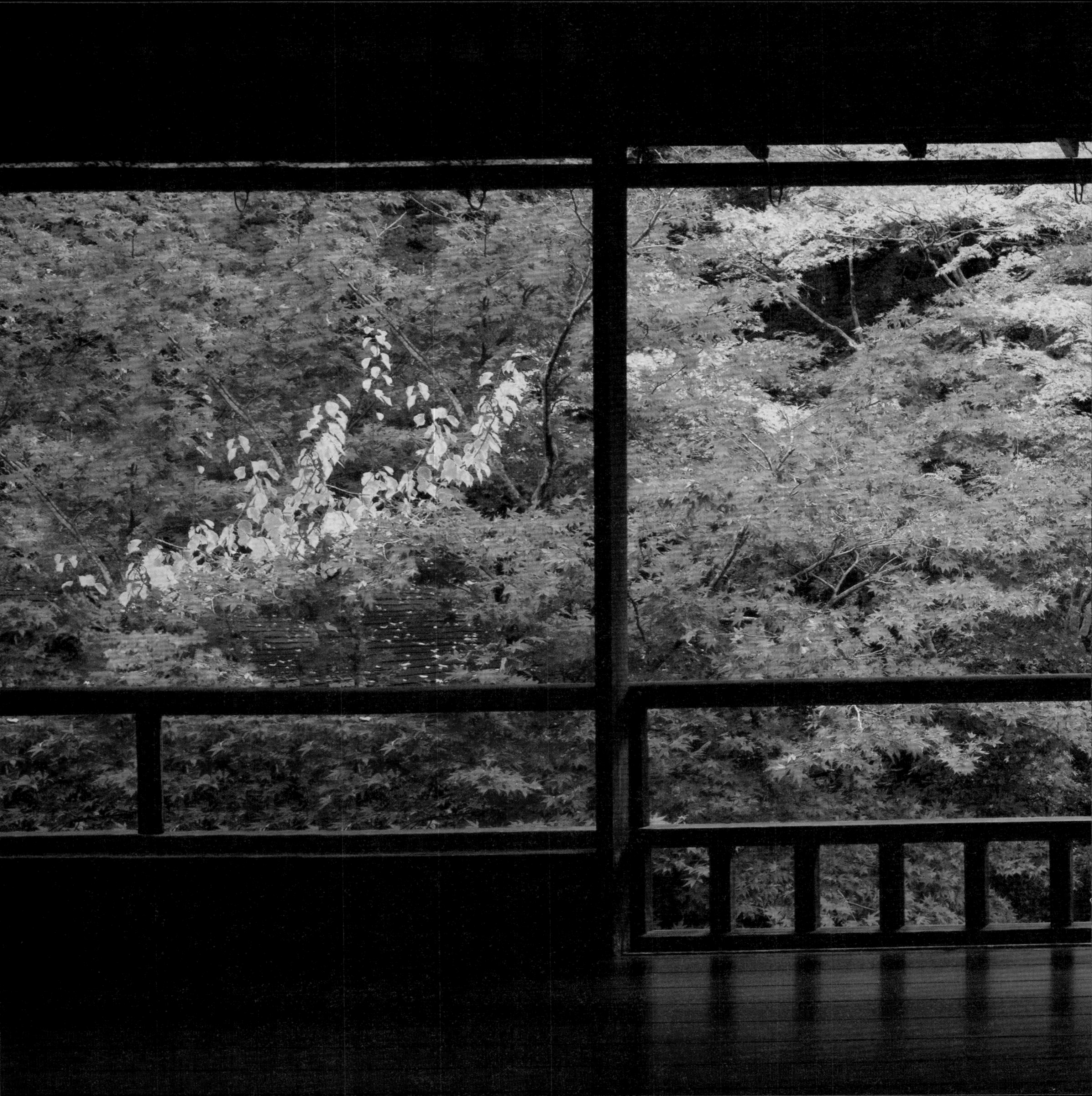

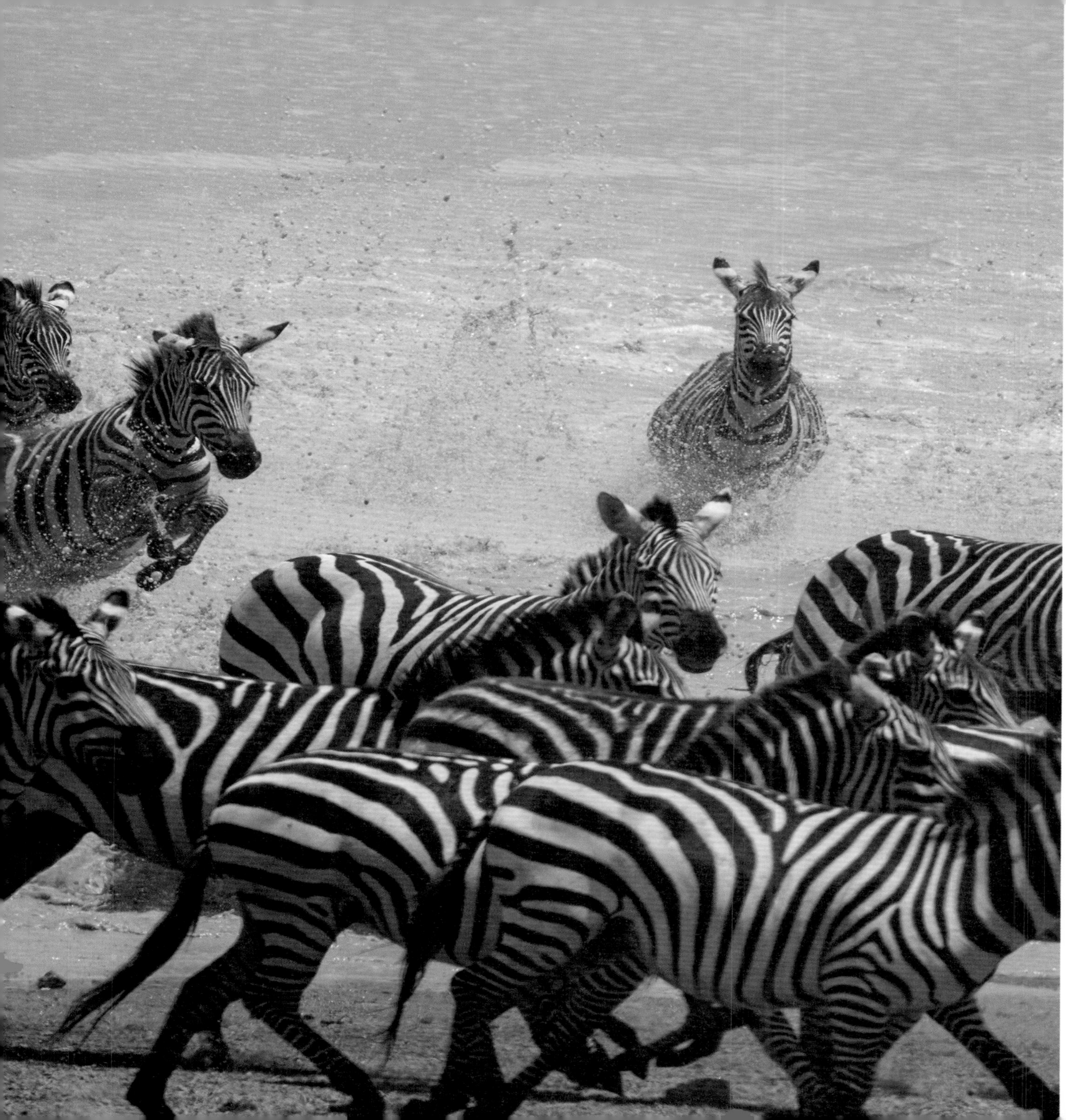

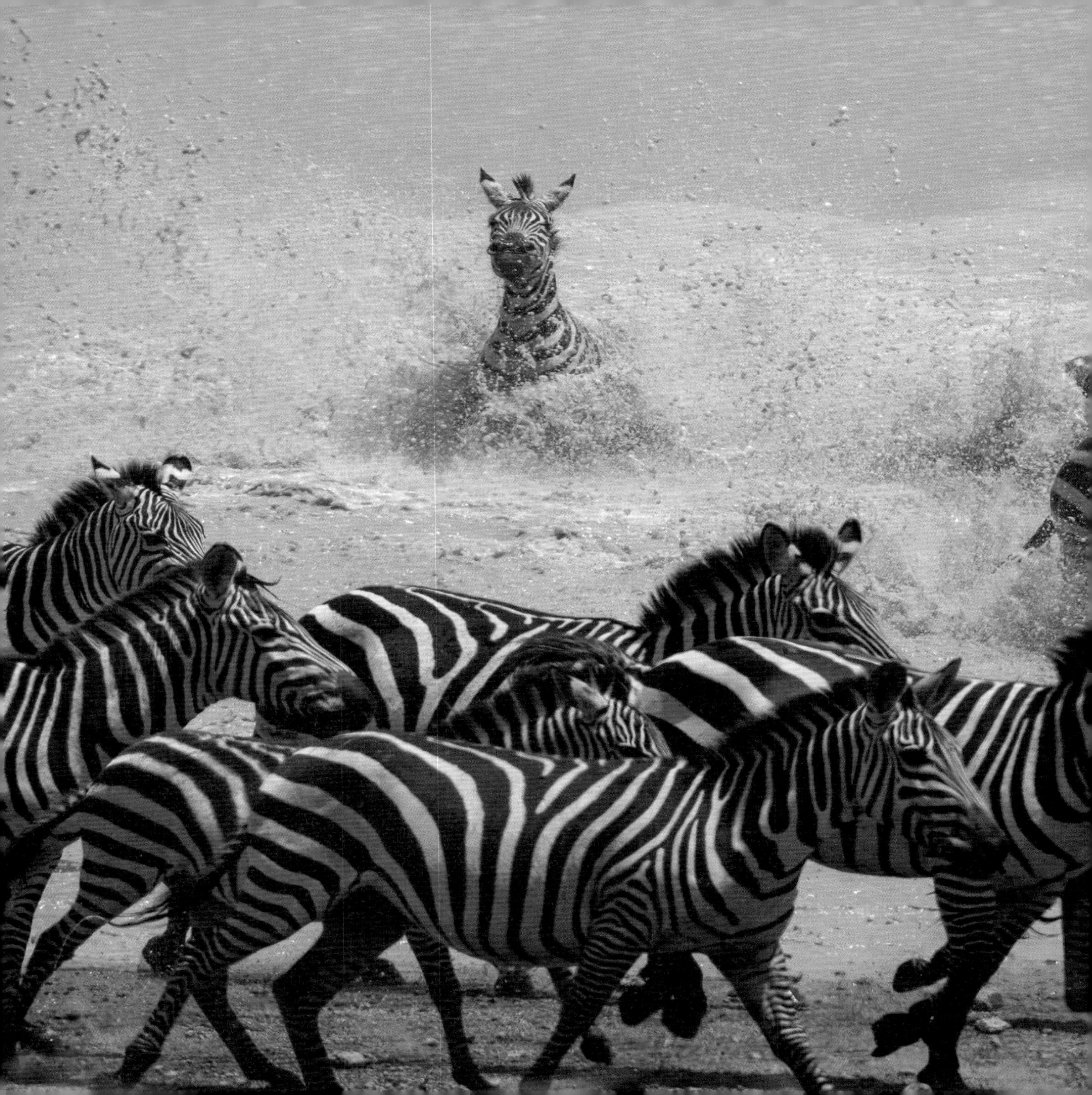

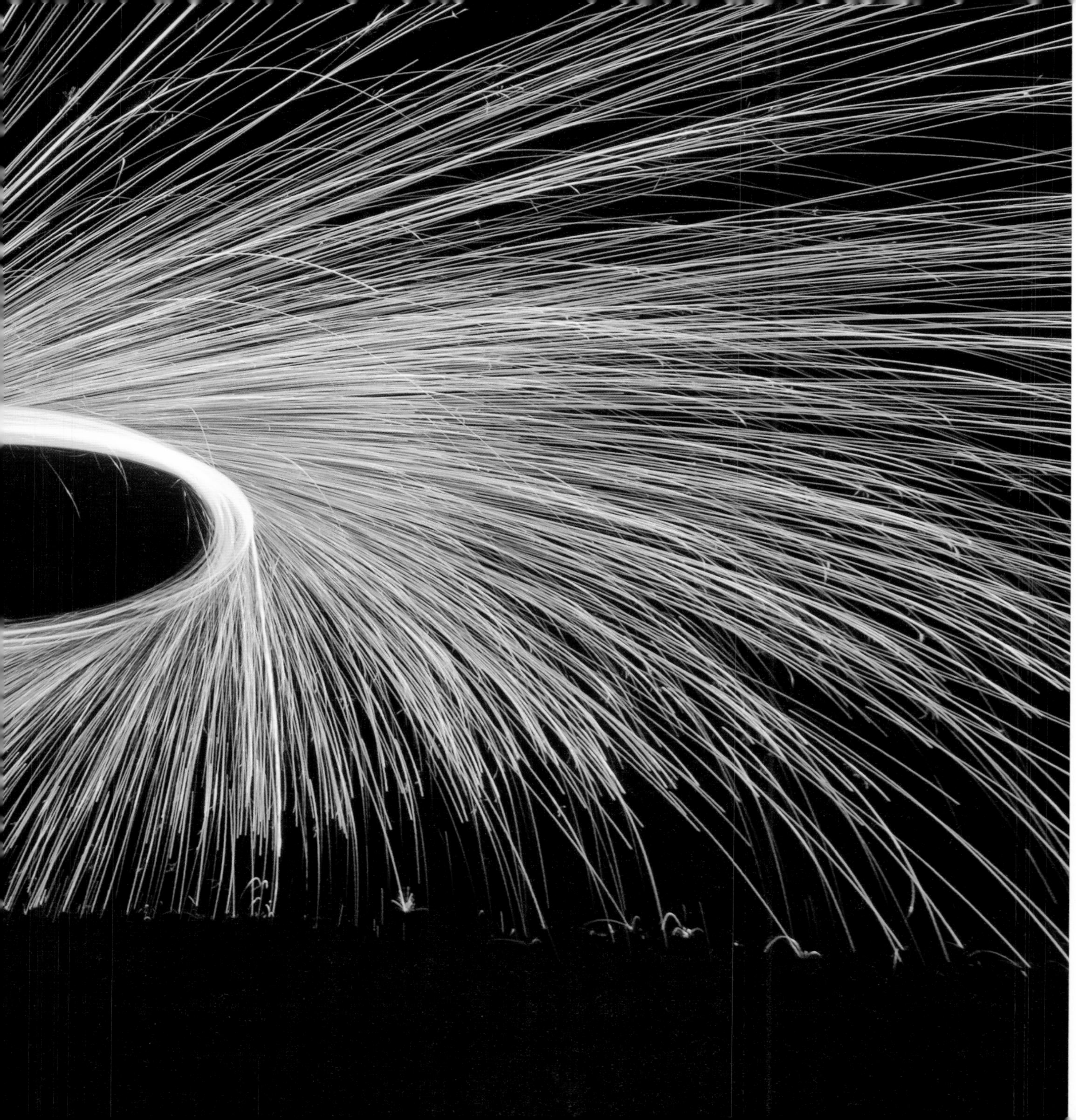

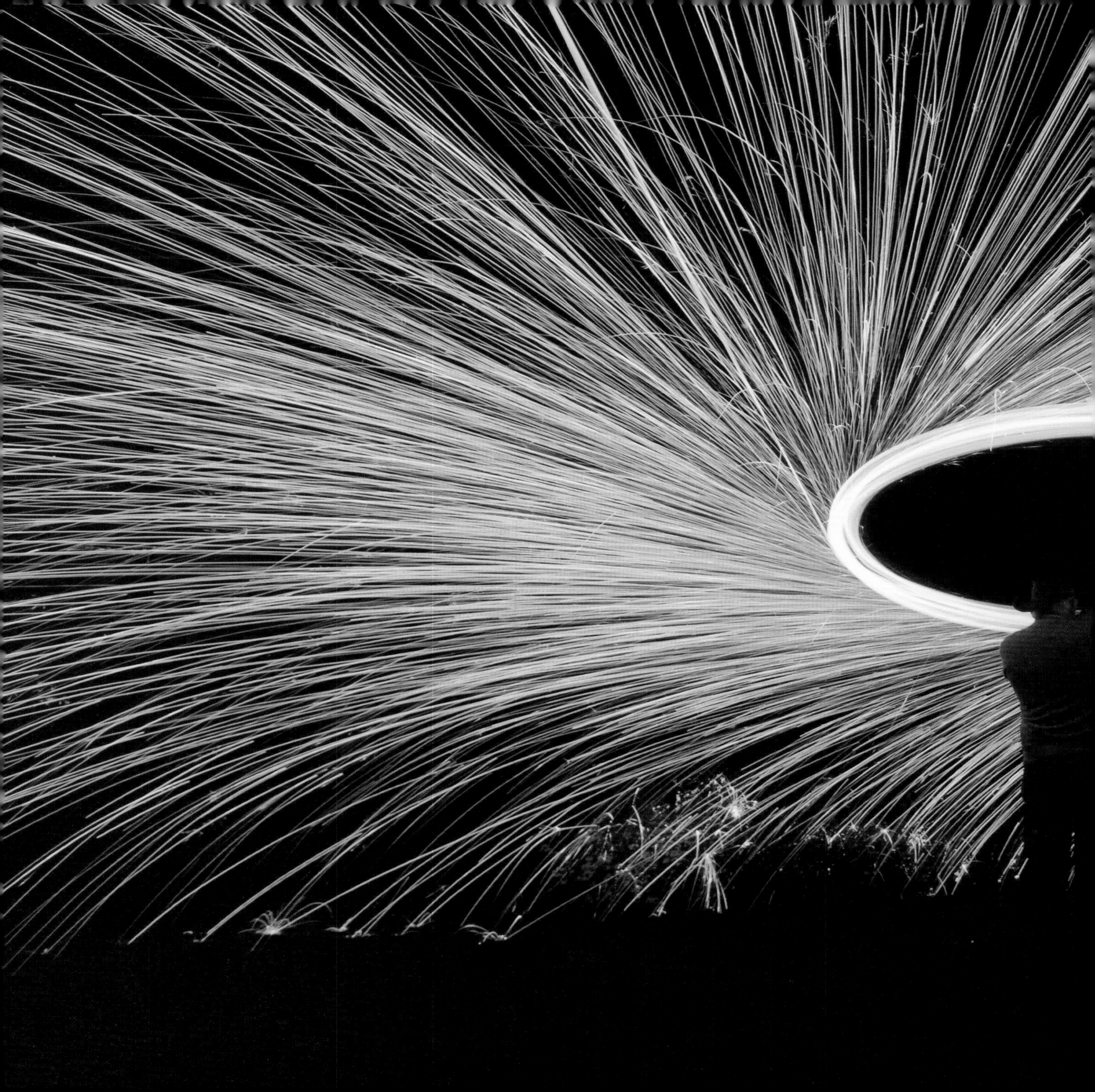

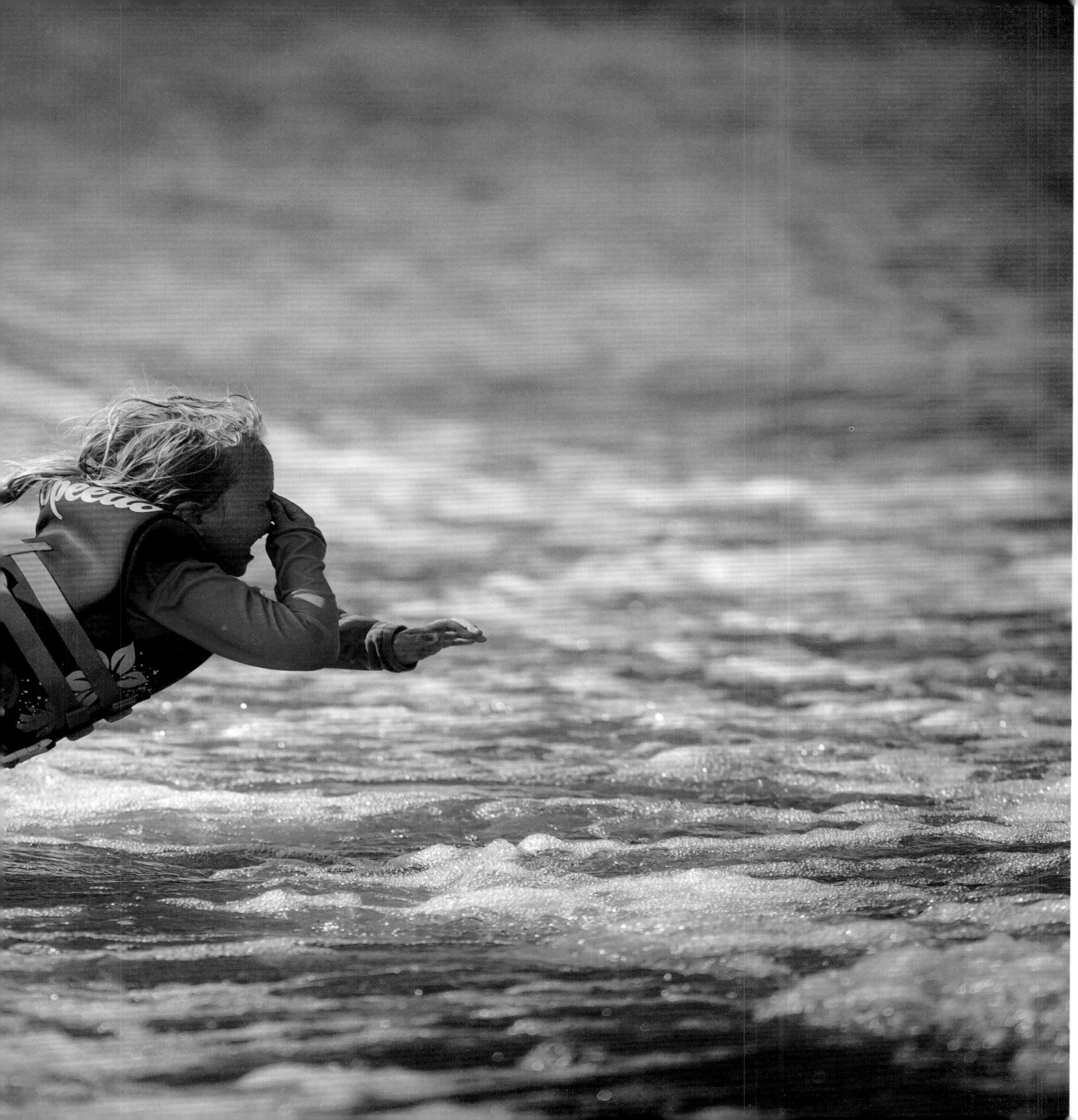

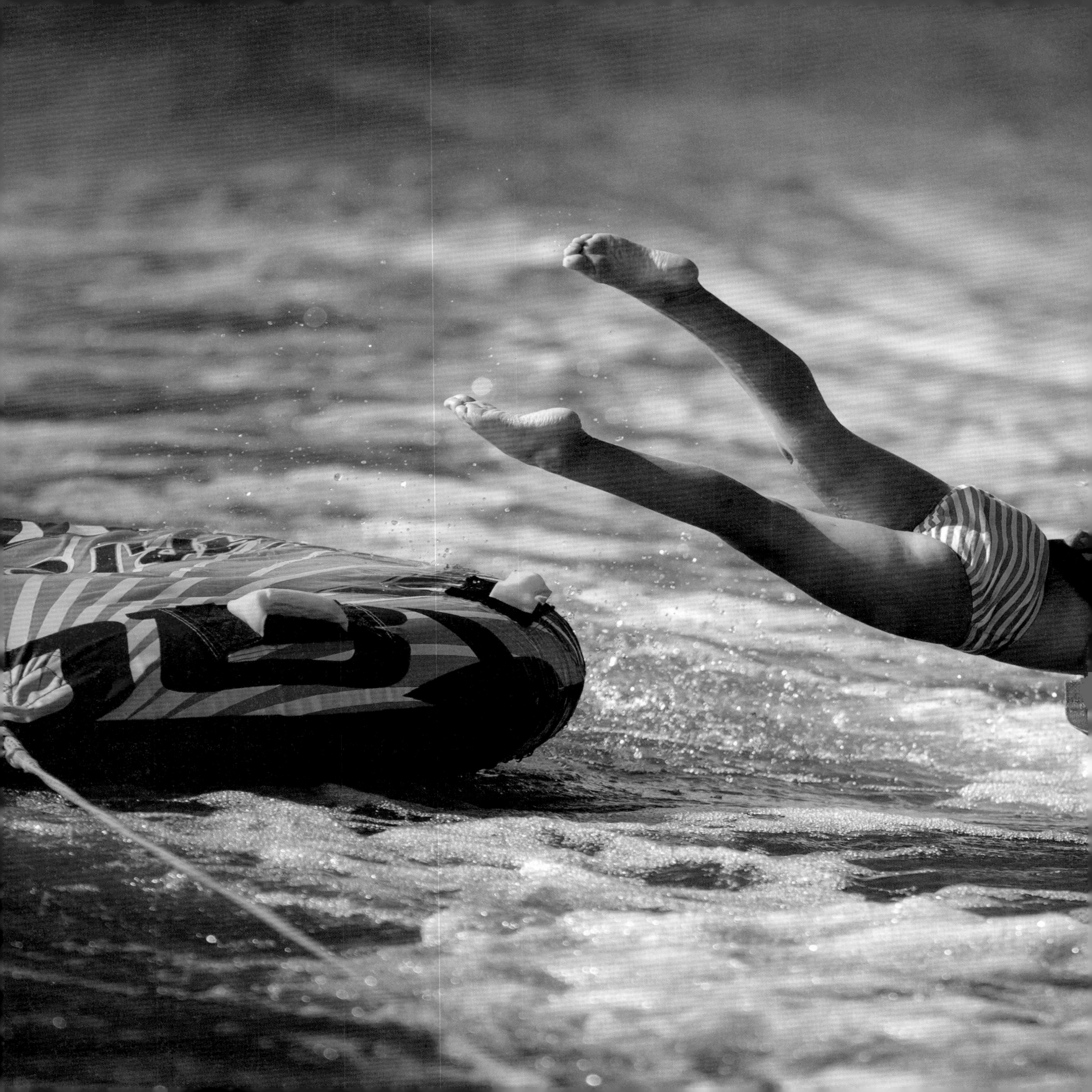

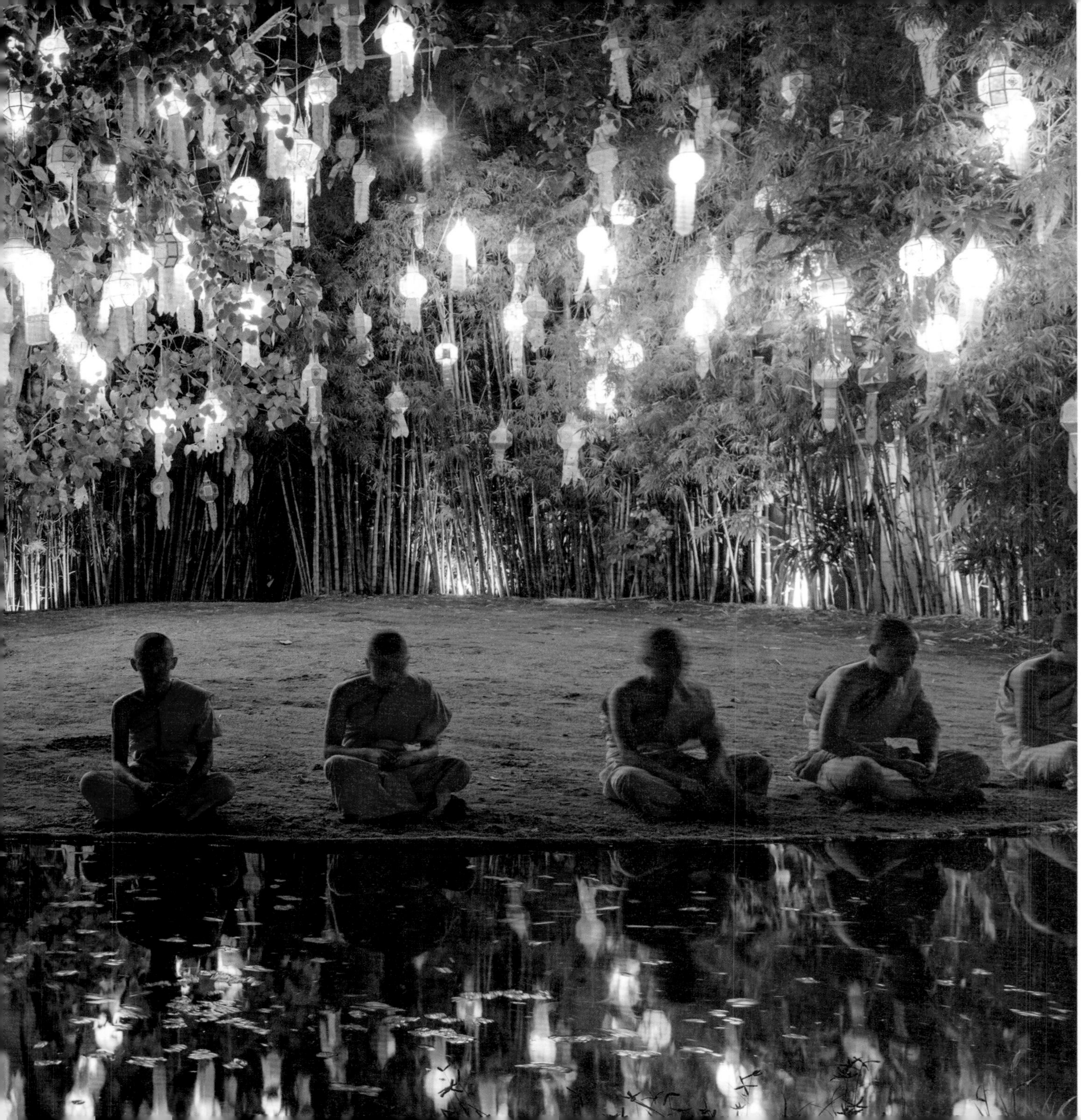

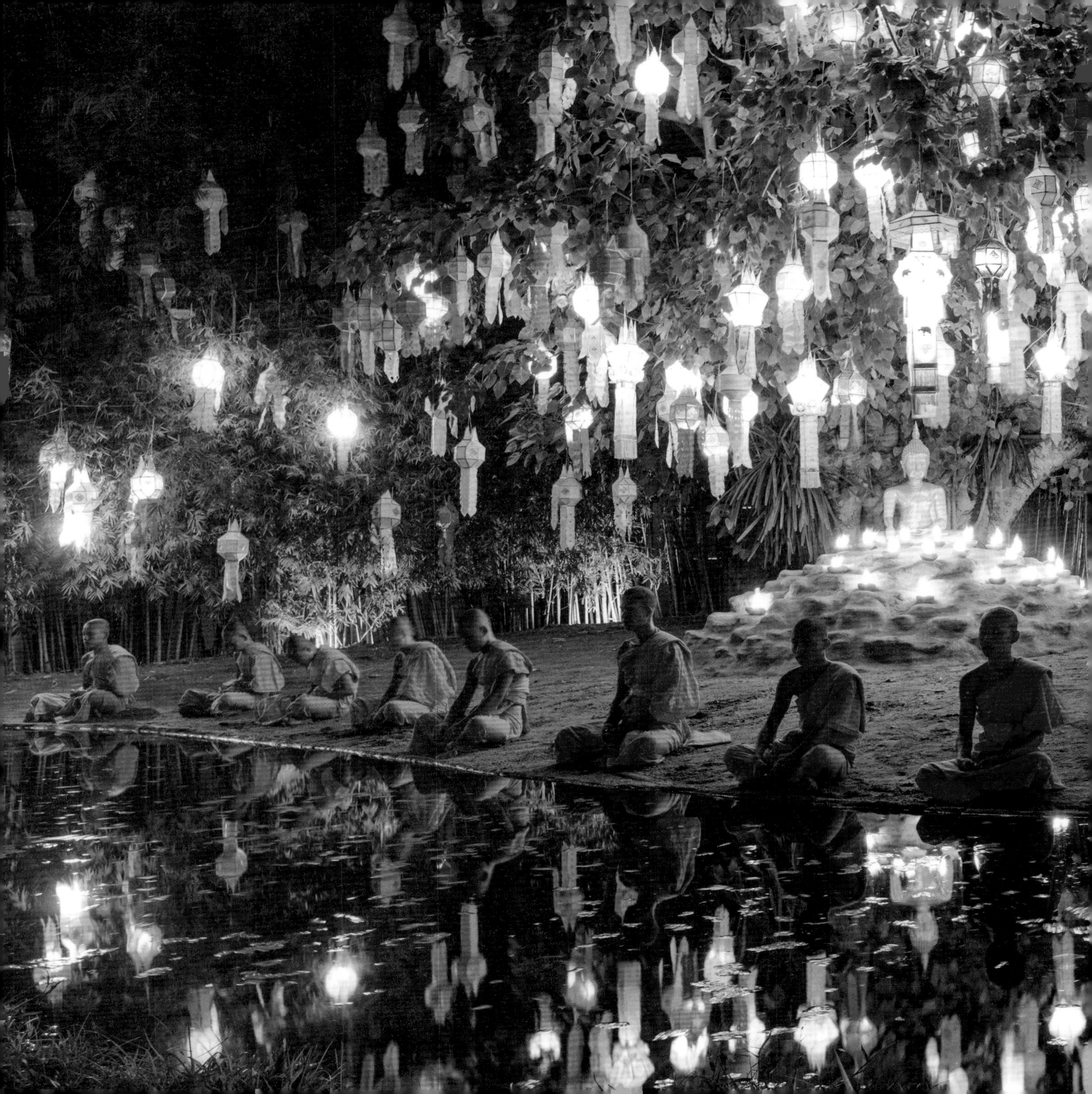

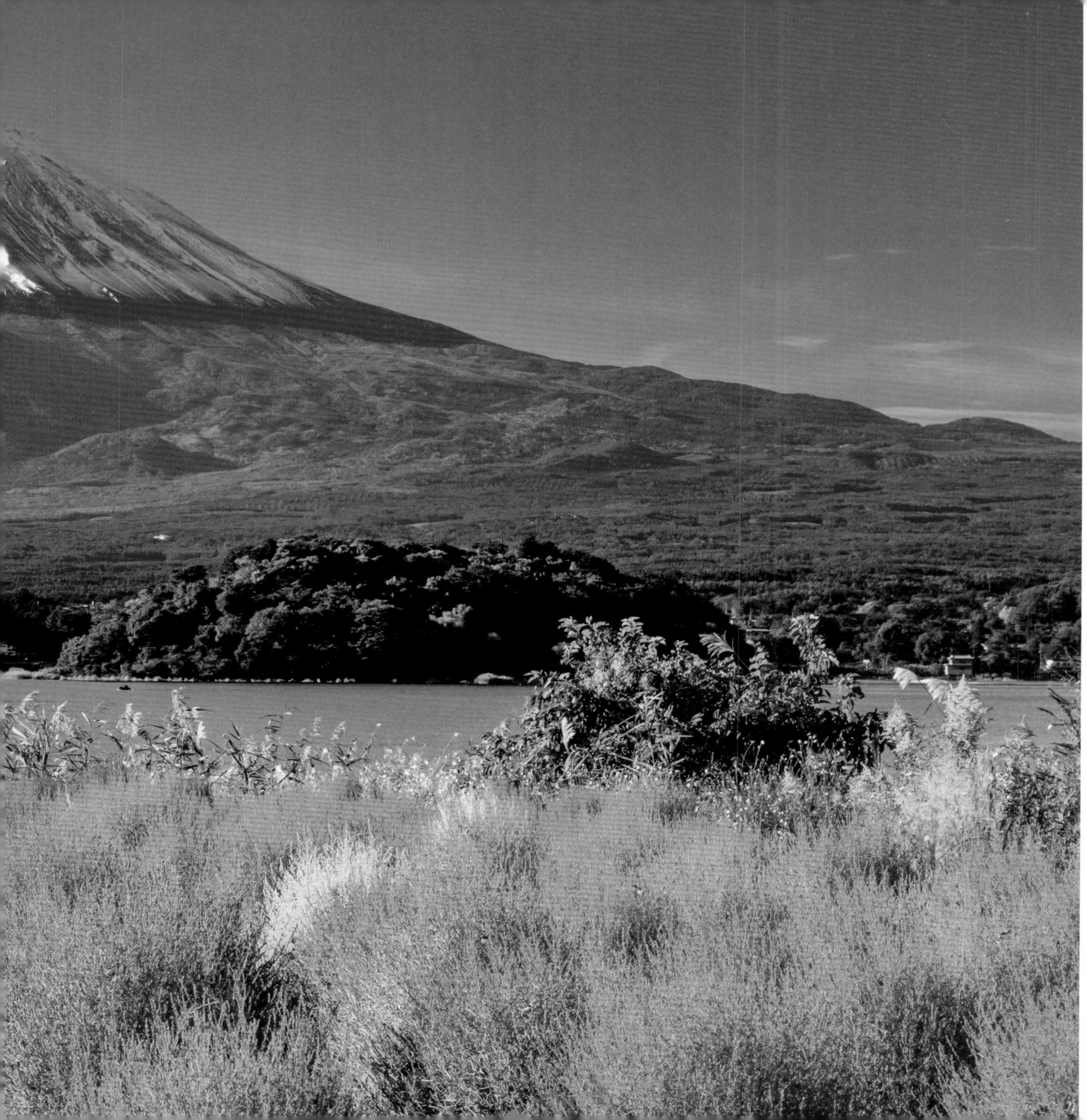

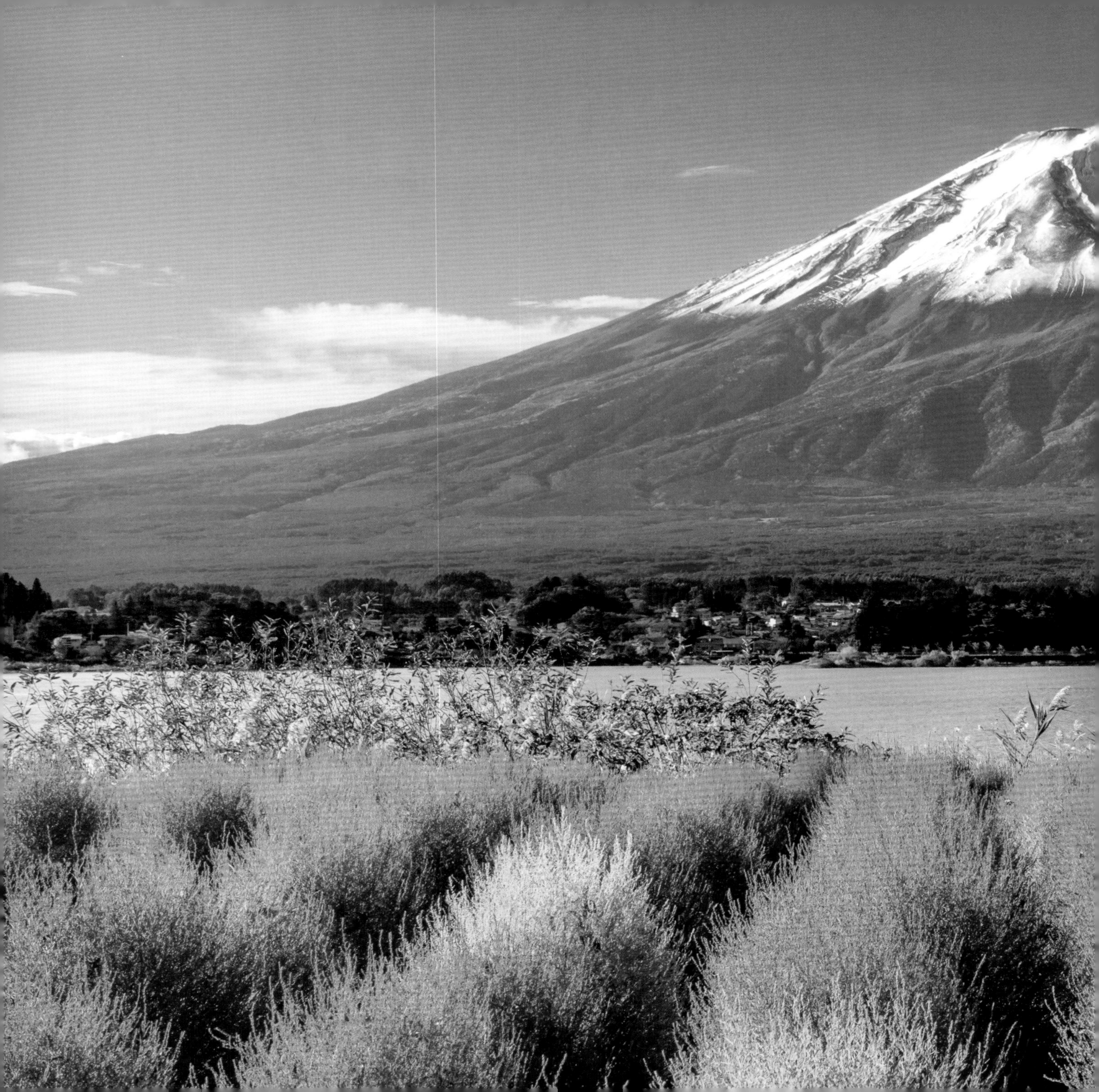

column

脳が自然と鍛えられる写真の撮り方

私は、写真を撮影し、それを見返すことを習慣化しています。

「どこを、どんなふうに撮ろうか？」「この料理はおいしかったなぁ」と考えるだけで、脳のいろいろな場所に、同時に刺激を与えることができるからです。

写真は、カメラでもスマートフォンで撮ってもかまいませんが、写真を見返すときは大きめにプリントしたり、PCの画面で見るなど、サイズの大きい写真を見たほうが、眼球を大きく動かしたりできるため、脳を活性化させる効果が高まります。

ここでは、私が実際に撮影した写真とともに、とくに脳の活性化が期待できる写真の撮り方をご紹介します。

奥行きのある写真を撮る

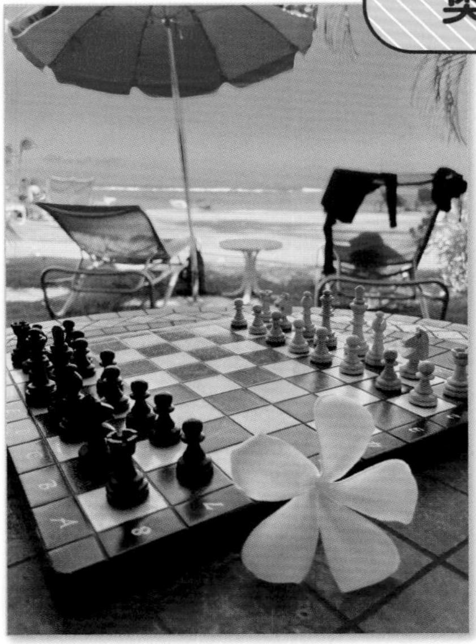

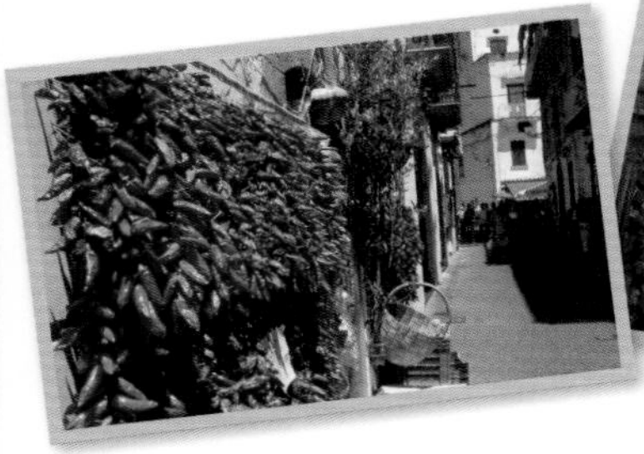

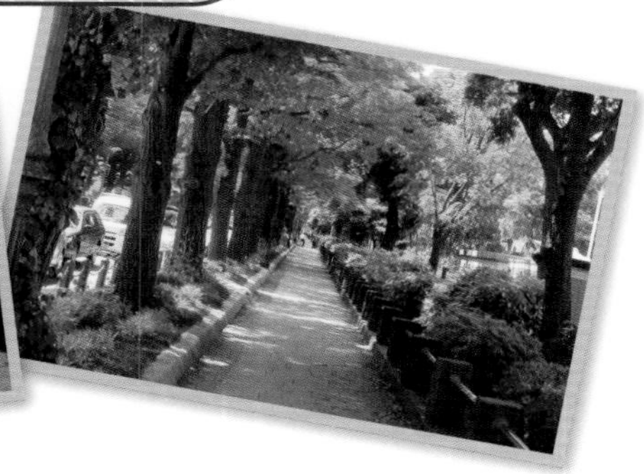

縦長で奥行きのある写真を見ると、視線が奥に固定されやすく「集中力アップ」が、横長の写真を撮ると視線が左右に動きやすいため「記憶力アップ」が期待できます。

とくに、横の幅が広い写真のほうが記憶力アップに効果的なので、カメラにパノラマ機能がついている場合は、パノラマ写真に挑戦してみてください。

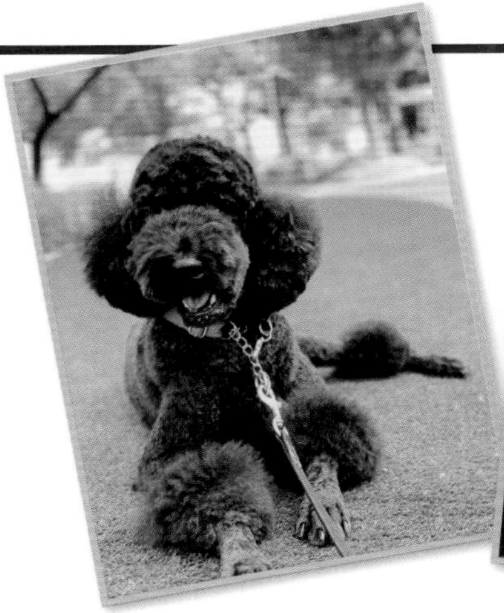

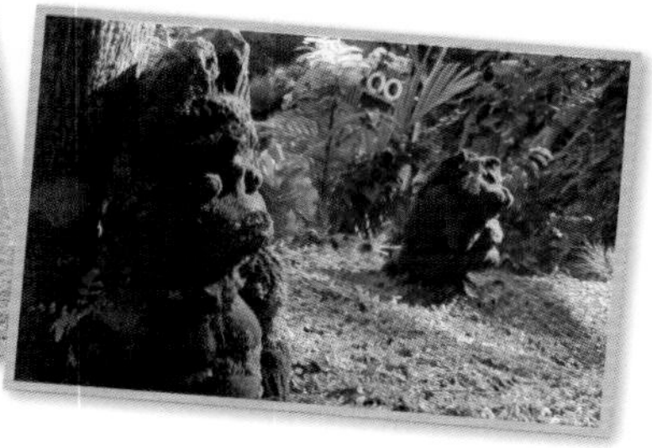

「自然の緑」を入れて撮る

写真のどこかに自然の緑が入った写真を撮りましょう。それを見返すことで、脳がリラックスして楽しかったことを思い出しやすくなります。すると、幸福感が高まり、集中力や注意力も高まります。

ただし、緑の塗料で塗った壁など、人工的な緑では効果が薄れてしまいます。

「おいしそう」と思った料理を撮る

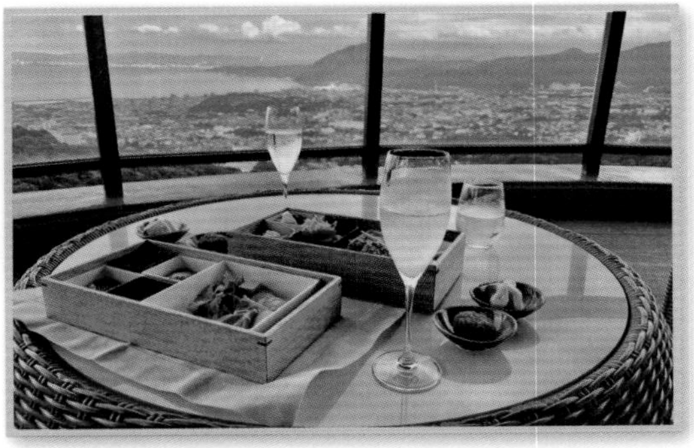

「おいしかった」と印象に残った料理の写真を見返して、その料理の味や香りを思い出してみてください。とくに香りを思い出すという行為は記憶力と関係しており、幸福感も高まることがわかっています。

逆に、味や香りが思い出せないような、印象が薄かった写真を見返しても脳が快感を感じられず、効果が期待できません。

いろいろな角度から撮る

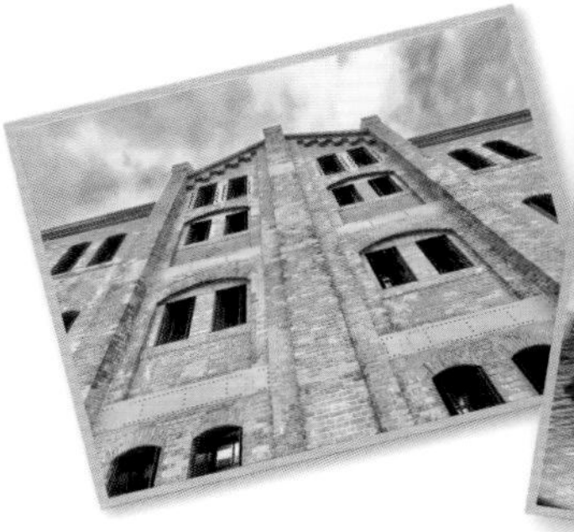

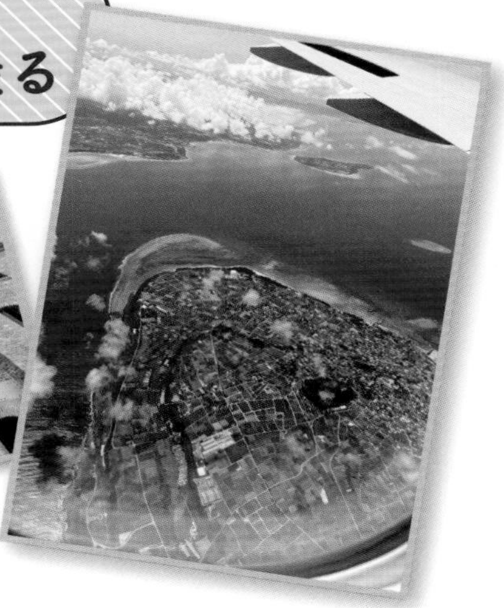

上から、下から、斜めからなど、撮影する角度を考えることを習慣化すると、自然と視点を変えて物を見ることができるようになります。

その結果、先のことを推測して判断する力や、自分を客観視する力がつき、一時の感情に流されない心をもてる効果が期待できます。

写真を見るだけで「日常の困った」を解決!!
目的別インデックス

気持ちが沈みがち

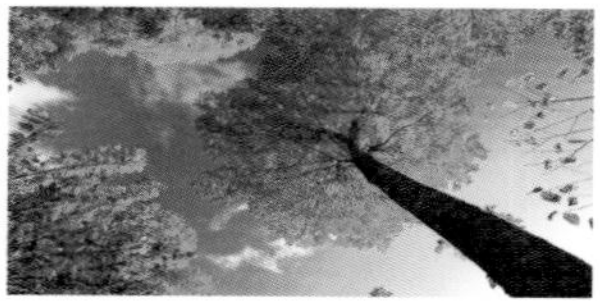

ちょっとしたことでイライラする

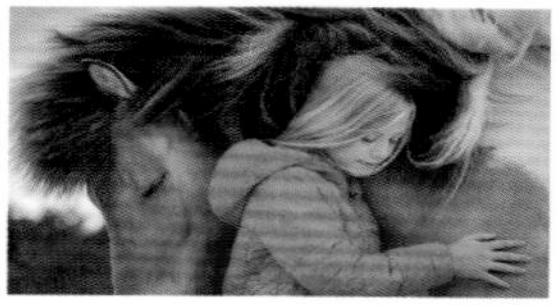

うっかりミスが多い

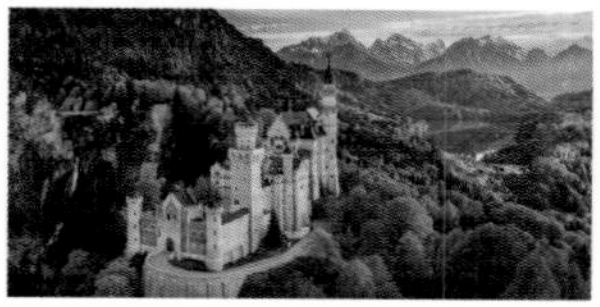

物忘れが気になる

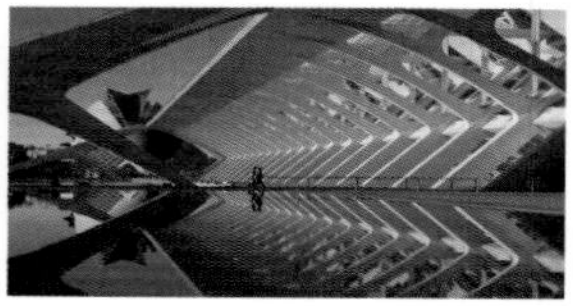

人前で緊張して言いたいことが言えなくなる

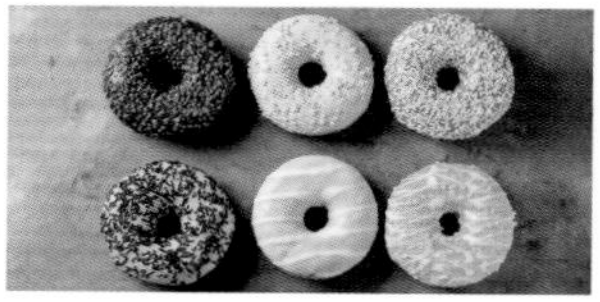

眠れない、すぐに目が覚めてしまう

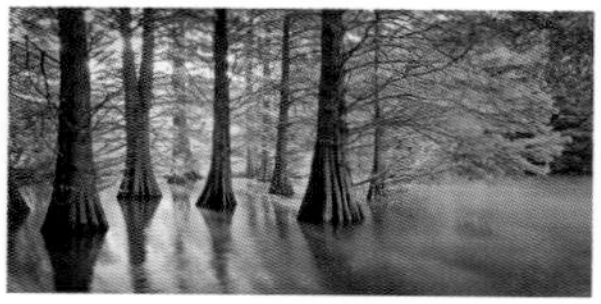

やる気が出ない

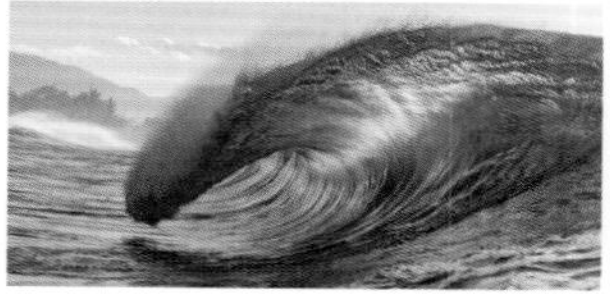

集中して物事に取り組めない

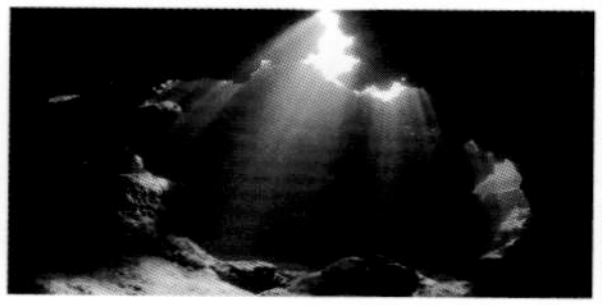

計画どおりに物事が進められない

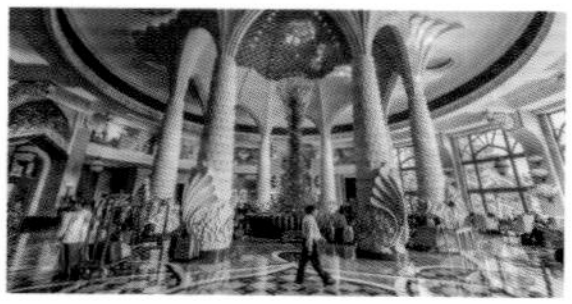

同時に2つ以上のことができない

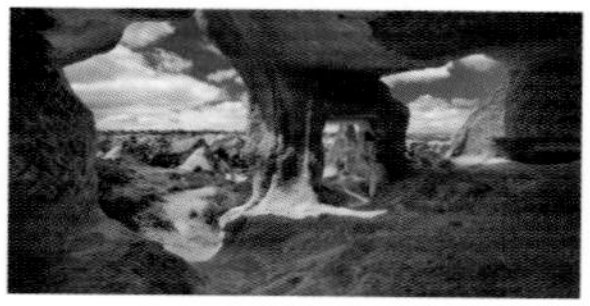

ストレスがたまっている

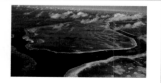

やるべきことを先延ばしにしてしまう

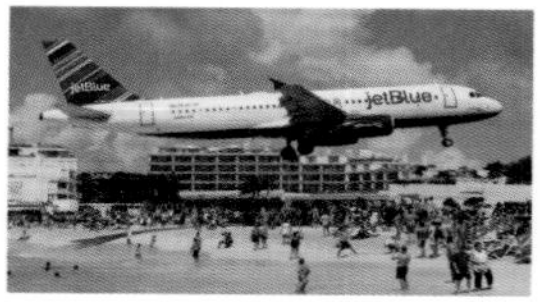

使い方

イライラが収まらない、物忘れが気になる、仕事がうまくいかなくて落ち込んでしまったなど、そんなピンチに遭遇したときにも、写真を「ぼーっ」と見るだけで、気持ちを軽くすることができます。ここでは、さまざまな日常の困ったシチュエーションに直面したとき、それをやわらげることができる代表的な写真を紹介します。自分のいまの気持ちにぴったりなものを探してみてください。

「空気が読めない」と言われる

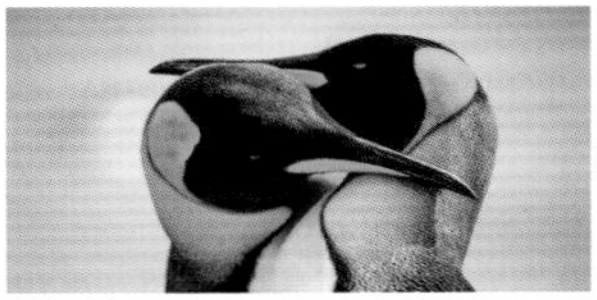

P42-43、P62-63、P80-81

わけもなく不安になってしまう

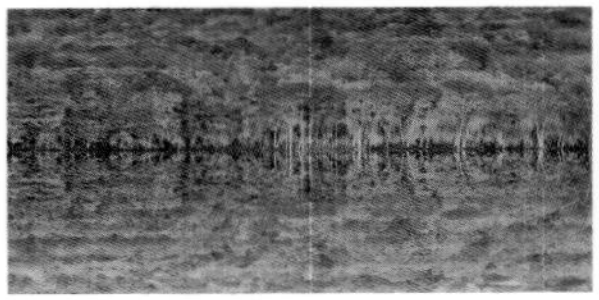

P34-35、P88-89、P96-97、P98-99

優柔不断で物事を決められない

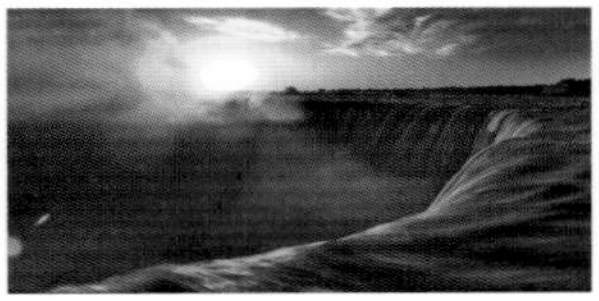

P46-47、P56-57、P62-63、P76-77、P110-111

他人の言うことを信じてだまされやすい

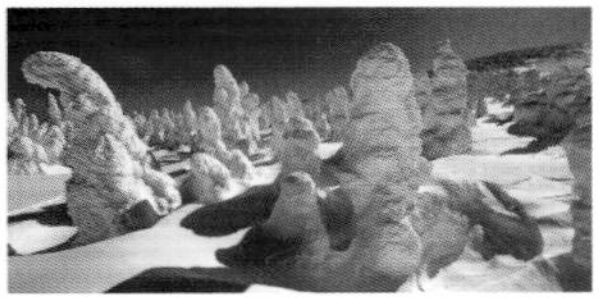

P38-39、P40-41、P54-55、P90-91、P94-95

人づきあいが苦手

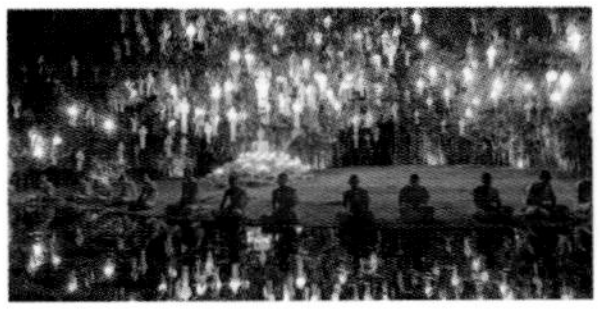

P42-43、P54-55、P58-59、P80-81、P116-117

自分に自信がもてない、好きになれない

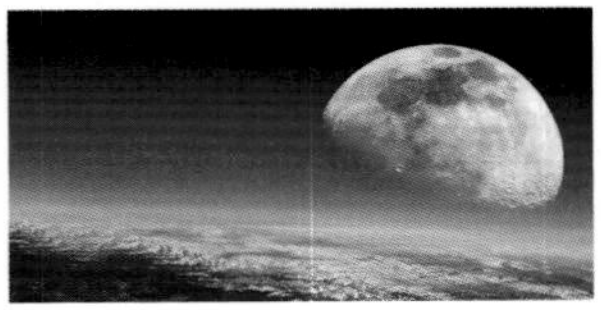

P54-55、P58-59、P76-77、P96-97、P118-119

何をやっても楽しくない

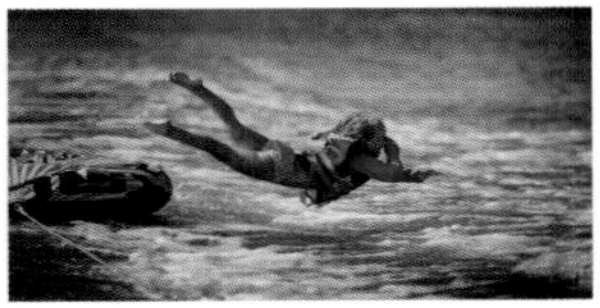

P52-53、P74-75、P114-115、P118-119

カッとなりやすい

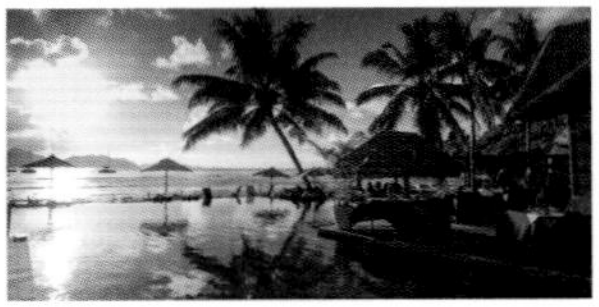

P36-37、P70-71、P82-83、P98 -99、P106-107、P108-109

暴飲暴食をしてしまう

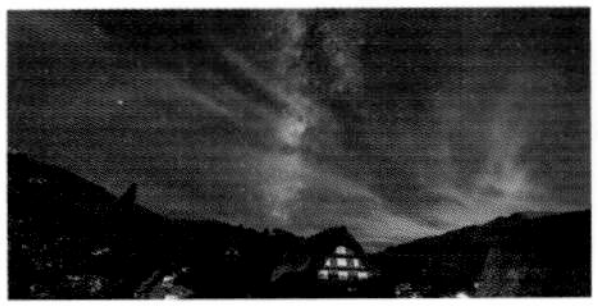

P38-39、P40-41、P54-55、P82-83、P88-89

食欲がない

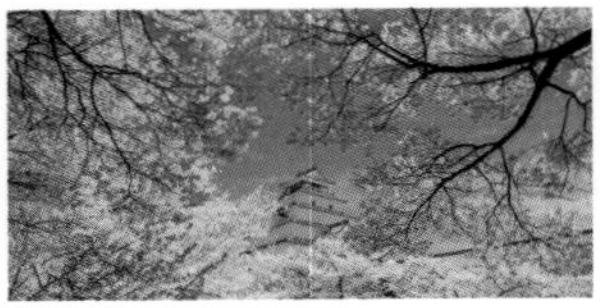

P52-53、P56-57、P64-65、P96-97

外出する気になれない

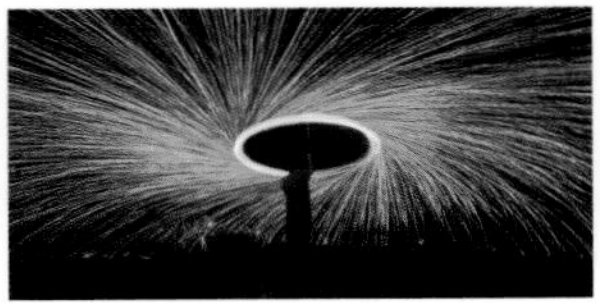

P52-53、P64-65、P76-77、P110-111、P112-113、P114-115

人の好き嫌いが激しい

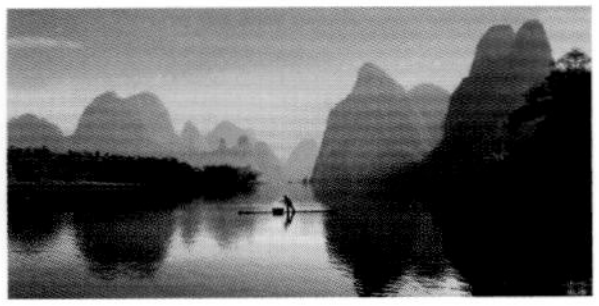

P42-43、P60-61、P70-71、P72 -73、P106-107

おわりに

35枚の写真はいかがでしたか？

これまでみなさんが「見えていなかった世界が見えるようになる一冊にしたい」という想いを込めて写真を選ばせていただきました。

写真を見続けることで、ハラハラしたり、不思議だと思ったり、感動したりするうちに感情が豊かになってきます。そういった感情を抱くことで、自然と脳が鍛えられていきます。

すると、いままで当たり前のように見ていた自然の景色や植物、動物、人、出来事などの素晴らしい部分に気づけるようになり、普段の生活のちょっとしたことにも感動したり、物事を前向きにとらえることができるようになります。

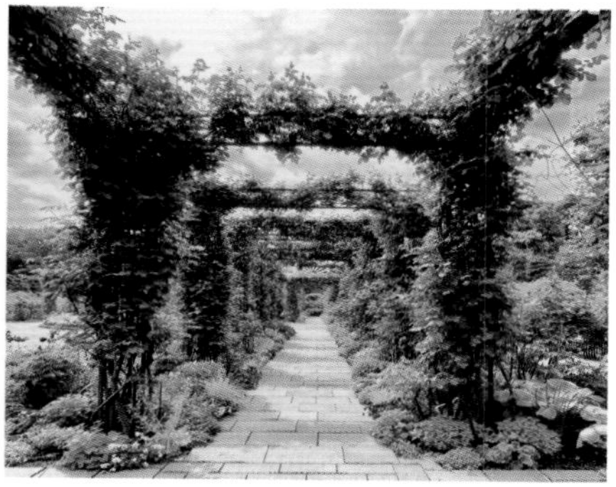

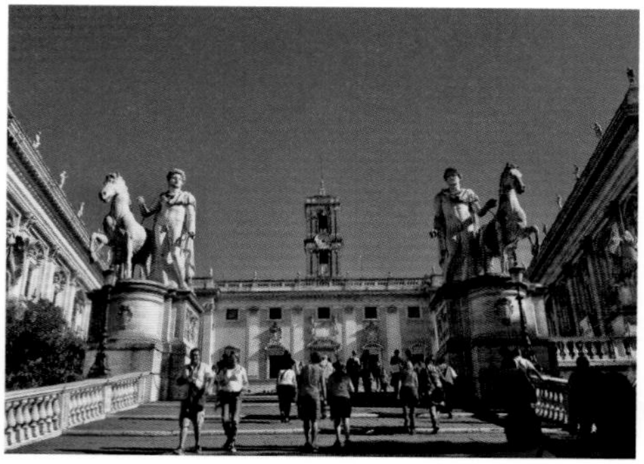

とにかく、毎日、写真を見ることを続けてみてください。

徐々に、心も体も健康になり、毎日が楽しく過ごせるようになることを実感していただけるはずです。

本書を読んでいただいたみなさんから、

「庭に咲いた花にも
感動できるようになった！」
「物忘れが減ってきた」
「また集中できるようになってきた」
「人間関係がよくなった！」
「行動的になった！」

といった喜びの声をいただけることを楽しみにしています。

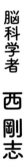

脳科学者　西 剛志

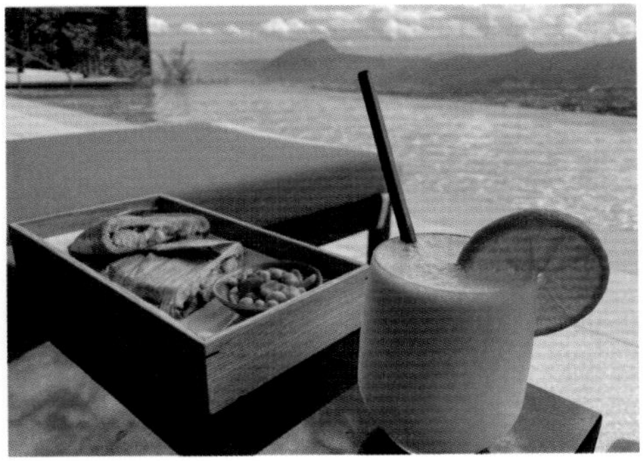

参考文献

1. **大脳皮質のうち約50%が視覚の処理に関わっている**／Mishkin M., et.al., 1983. Object vision and spatial vision: two cortical pathways. Trends in Neurosci 6: 414-417.／Ryosuke F. Takeuchi, Fumitaka Osakada , Circuit mechanisms of spatial perception and visuomotor integration, 日薬理誌（Folia Pharmacol. Jpn.）155, 99~106（2020）
2. **写真を見るだけで視覚野の灰白質が増える（発達する）**／Månsson KNT, Cortes DS, Manzouri A, Li TQ, Hau S, Fischer H. Viewing Pictures Triggers Rapid Morphological Enlargement in the Human Visual Cortex. Cereb Cortex. 2020 Mar 14;30（3）:851-857.
3. **大人になっても神経は再生される**／Ming, G.L. & Song, H.,"Adult neurogenesis in the mammalian brain: significant answers and significant questions", Neuron, 2011, Vol.70（4）, p.687-702
4. **90歳まで神経新生が起きる**／Moreno-Jiménez EP, et.al.,"Adult hippocampal neurogenesis is abundant in neurologically healthy subjects and drops sharply in patients with Alzheimer's disease", Nat. Med., 2019, Vol.25（4）, p.554-560
5. **自然（緑）の写真は64～79歳と18～25歳の集中力を4～8倍高めたり、ストレスを軽減し、考えすぎなくなる（5～7秒で変化が起きる）**／Gamble KR, Howard JH Jr, Howard DV. Not just scenery: viewing nature pictures improves executive attention in older adults. Exp Aging Res. 2014;40（5）:513-30／Berman MG, Jonides J, Kaplan S. The cognitive benefits of interacting with nature. Psychol Sci. 2008 Dec;19（12）:1207-12／Kjellgren A, Buhrkall H. A comparison of the restorative effect of a natural environment with that of a simulated natural environment. Journal of Environmental Psychology. 2010;30:464-472／Yamashita R,et.al. The Mood-Improving Effect of Viewing Images of Nature and Its Neural Substrate. Int J Environ Res Public Health. 2021 May 20;18（10）:5500／Kühn S, Forlim CG, Lender A, Wirtz J, Gallinat J. Brain functional connectivity differs when viewing pictures from natural and built environments using fMRI resting state analysis. Sci Rep. 2021 Feb 18;11（1）:4110.
6. **写真を見て主観的な変化を感じられなくても、脳は反応している**／Kühn, S., Forlim, C.G., Lender, A. et al. Brain functional connectivity differs when viewing pictures from natural and built environments using fMRI resting state analysis.Sci Rep 11, 4110（2021）.
7. **軽度認知症外（MCI）でも適切な措置をすると15～40%は正常の認知機能に回復**／"バーチャルリアリティデバイスを利用した認知機能検査の有用性の検討", 日本老年医学会雑誌 60巻（2023）1号
8. **躍動感のある写真はAON（Action Observation Network：外線条身体部位、中側頭回、上側頭溝、下頭頂小葉、頭頂間溝、運動前野、下前頭回、一次、二次体性感覚野、共感力を司る島皮質と前帯状皮質、眼窩前頭皮質（がんがぜんとうひしつ）、扁桃体）を活性化して認知機能に影響**（0.3秒で脳が反応する）／Kislinger L. Photographs of Actions: What Makes Them Special Cues to Social Perception. Brain Sci. 2021 Oct 22;11（11）:1382.／Condy EE, Miguel HO, Millerhagen J, Harrison D, Khaksari K, Fox N, Gandjbakhche A. Characterizing the Action-Observation Network Through Functional Near-Infrared Spectroscopy: A Review. Front Hum Neurosci. 2021 Feb 18;15:627983
9. **躍動感のある写真は1.2～1.5秒という短い時間で脳を活性化する**／Hafri A, Trueswell JC, Epstein RA. Neural Representations of Observed Actions Generalize across Static and Dynamic Visual Input. J Neurosci. 2017 Mar 15;37（11）:3056-3071／Deuse L., et al., Neural correlates of naturalistic social cognition: Brain-behavior relationships in healthy adults. Soc. Cogn. Affect. Neurosci. 2016;11:1741–1751.
10. **眼窩前頭皮質は価値の判断を行う**／Setogawa, T., et al. Neurons in the monkey orbitofrontal cortex mediate reward value computation and decision-making. Commun Biol 2, 126（2019）.
11. **眼窩前頭皮質を含む部分が大きいほど、ストレスに柔軟で不安症状が少ない**／Moore, M., Culpepper, S., Phan, K., Strauman, T., Dolcos, F., & Dolcos, S.（2018）. Neurobehavioral Mechanisms of Resilience Against Emotional Distress: An Integrative Brain-Personality-Symptom Approach Using Structural Equation Modeling. Personality Neuroscience, 1, E8. doi:10.1017／pen.2018.11
12. **先延ばしは運動野の不活性が関係**／粂舟茂、岩木直,「先延ばし」の認知脳科学的メカニズム」SAT テクノロジー・ショーケース2018, P-46.
13. **人の名前を覚えるピークは22歳、顔を覚えるピークは33歳**／Germine LT., et.al.,"Where cognitive development and aging meet: face learning ability peaks after age 30", Cognition, 2011, Vol.118（2）, p.201-10.
14. **情報処理のピークは18歳、相手の気持ちを読む力は48歳、語彙力は67歳**／Hartshorne J.K. & Germine LT.,"When does cognitive functioning peak? The asynchronous rise and fall of different cognitive abilities across the life span", Psychol. Sci., 2015, Vol.26（4）, p.433-43
15. **やる気脳と線条体**／Liu H., et.al.,"Toward whole-brain dopamine movies: a critical review of PET imaging of dopamine transmission in the striatum and cortex", Brain Imaging Behav., 2019, Vol.1（3 2）, p.314-322
16. **加齢とドーパミン**／Ota M.,"Age-related decline of dopamine synthesis in the living human brain measured by positron emission tomography with L-［beta-11C］DOPA", Life Sci., 2006, Vol.79（8）, p.730-6／Shingai Y, et.al.,"Age-related decline in dopamine transporter in human brain using PET with a new radioligand［18F］FE-PE2I", Ann. Nucl. Med., 2014, Vol.28（3）, p.220-6
17. **前頭前野の加齢と客観・抑制脳**／Zanto T.P. & Gazzaley, A.,"Aging of the frontal lobe", Handb. Clin. Neurol., 2019, Vol.163, p.369-389
18. **海馬と記憶脳**／Dahan L., et.al.,"Age-related memory decline, dysfunction of the hippocampus and therapeutic opportunities", Prog. Neuropsychopharmacol. Biol. Psychiatry, 2020, Vol.102, 109943. doi: 10.1016／j.pnpbp.2020.109943
19. **島皮質・前帯状皮質（ACC）と共感脳**／Singer T., et.al.,"Empathic neural responses are modulated by the perceived fairness of others", Nature, 2006, Vol.439（7075）, p.466-9.
20. **目を左右に30秒ほど動かすことで記憶力が高まる**／Parker, A., Relph, S., and Dagnall, N.（2008）Effects of bilateral eye movements on the retrieval of item, associative, and contextual information. Neuropsychology, 22（1）, 136–145
21. **人の視界は上下より左右に広い**／Jones, J.A., Swan, J.E. and Bolas, M.（2013）Peripheral Stimulation and its Effect on Perceived Spatial Scale in Virtual Environments, IEEE Transactions on Visualization and Computer Graphics: Proceedings, IEEE Virtual Reality 2013, 19（4）, 701–710／Kobayashi, H., Kohshima, S.（1997）Unique morphology of the human eye. Nature 387, 767–768.
22. **目を閉じると脳はデフォルトモードネットワークが活性化する**／Nakano T, et.al., Blink-related momentary activation of the default mode network while viewing videos. Proc Natl Acad Sci U S A. 2013 Jan 8;110（2）:702-6.
23. **脳は右と左で見たときの位置のズレを感じると頭頂連合野が活性化する**／Sakata H, Taira M, Kusunoki M, Murata A, Tanaka Y. The TINS Lecture. The parietal association cortex in depth perception and visual control of hand action. Trends Neurosci. 1997 Aug;20（8）:350-7／Poggio GE. Mechanisms of stereopsis in monkey visual cortex. Cereb Cortex. 1995 May-Jun;5（3）:193-204.
24. **壮大な景色は子どもの理論的な思考、シータ波（記憶力が高まる脳波）、人とつながる感覚を促進する／自我が消え感謝しやすくなる**／Valdesolo, P. et al.（2017）. Science Is Awe-Some: The Emotional Antecedents of Science Learning. Emotion Review, 9（3）, 215–221／Reinerman-Jones, L.et.al.（2013）. Neurophenomenology: An integrated approach to exploring awe and wonder. South African Journal of Philos- ophy, 32（4）, 295–309／Krause, N., & Hayward, R.D.（2015）. Assessing whether practical wisdom and awe of god are associated with life satisfaction. Psychology of Religion and Spirituality, 7（1）, 51–59／Stellar, J. E.et al.（2017）. Self-Tran- scendent Emotions and Their Social Functions: Compas- sion, Gratitude, and Awe Bind Us to Others Through Prosociality. Emotion Review, 9（3）, 200–207／Takano R, Nomura M. Neural representations of awe: Distinguishing common and distinct neural mechanisms. Emotion. 2022 Jun;22（4）:669-677.
25. **場所を変えると記憶力が50%高まる**／Steven, M. Smith, Arthur Glenberg and Robert, A. Bjork, "Environmental context and human memory" Memory & Cognition, Vol.6（4）, p.342-53, 1978
26. **複数のものから選ぶとドーパミンが分泌される**／Yun M. et.al."Signal dynamics of midbrain dopamine neurons during economic decision-making in monkeys"Sci. Adv., 2020, Vol.6（27）, eaba4962
27. **昔の楽しかったことを回想すると幸福度が高まる**／Bohlmeijer, E., Roemer, M., Cuijpers, P., & Smit, F.（2007）. The effects of reminiscence on psychological well-being in older adults: A meta-analysis. Aging & Mental Health, 11, 291–300.
28. **香りを思い出すことは、主観的幸福度に相関する**／YAMAMOTO Kohsuke , Olfactory Imagery Ability and Subjective Well-being in Young and Elderly Adults, JSPS科研費26780368, 17K13924, 16KT0011, 大阪産業大学産業研究所分野別研究組織の助成
29. **感情コントロール力（自制心）は子どもの30年後の経済や健康状況に影響する**／Terrie E. Moffitt, et.al.,"A gradient of childhood self-control predicts health, wealth, and public safety" PNAS, Vol.108（7）, p.2693-2698, 2011
30. **腹内側前頭前野（vmPFC）や背外側前頭前野（DLPFC）が自分を客観視する領域に関わっている**／Schmidt L, Tusche A, Manoharan N, Hutcherson C, Hare T, Plassmann H. Neuroanatomy of the vmPFC and dlPFC Predicts Individual Differences in Cognitive Regulation During Dietary Self-Control Across Regulation Strategies. J Neurosci. 2018 Jun 20;38（25）:5799-5806.
31. **脳は0.013秒で写真を認識できる**／Potter, M.C., et al. Detecting meaning in RSVP at 13 ms per picture. Atten Percept Psychophys 76, 270–279（2014）
32. **記憶に残すには0.3秒、0.4秒見ることが望ましい**／Potter MC, Staub A, Rado J, O'Connor DH. Recognition memory for briefly presented pictures: the time course of rapid forgetting. J Exp Psychol Hum Percept Perform. 2002 Oct;28（5）:1163-75
33. **視線を中央に固定すると記憶検索ができず、フリーにすると記憶を想起しやすい**／Johansson R, Johansson M. Look here, eye movements play a functional role in memory retrieval. Psychol Sci. 2014 Jan;25（1）:236-42.
34. **魅力的なパートナーの写真を見ると体の痛みがなくなる**／Younger J, et al., Viewing pictures of a romantic partner reduces experimental pain: involvement of neural reward systems. PLoS One. 2010 Oct 13;5（10）:e13309
35. **食事はやる気を司るドーパミン神経を活性化させる**／Baik JH. Dopaminergic Control of the Feeding Circuit. Endocrinol Metab（Seoul）. 2021 Apr;36（2）:229-239.

写真提供：アフロ（Design Pics、山梨勝弘、Juniors Bildarchiv、AWL Images、田中秀明、縄手英樹、大貫聡、SIME、古見きゅう、HEMIS、Science Photo Library、小曽納久男、AGE FOTOSTOCK、鈴木菊雄、CuboImages、高椋俊樹、Minden Pictures、桐ケ谷英明、風間康夫、首藤光一、Cavan Images、Jan Wlodarczyk、Jose Fuste Raga、アトリエサラ、Robert Harding、David Wall、Alamy）

脳科学者が考案

見るだけで自然に 脳が鍛えられる35のすごい写真

発行日　2023年11月14日　第1刷

著者	西 剛志
本書プロジェクトチーム	
編集統括	柿内尚文
編集担当	山田吉之
編集協力	楠田圭子
デザイン	細山田光宣＋鈴木あづさ（細山田デザイン事務所）
イラスト	山内庸資、伊藤ハムスター
校正	土井明弘
DTP	吉野清文＋大嵜志保（中日本企画舎株式会社）
制作協力	森モーリー鷹博
営業統括	丸山敏生
営業推進	増尾友裕、綱脇愛、桐山敦子、相澤いづみ、寺内未来子
販売促進	池田孝一郎、石井耕平、熊切絵理、菊山清佳、山口瑞穂
	吉村寿美子、矢橋寛子、遠藤真知子、森田真紀、氏家和佳子
プロモーション	山田美恵
講演・マネジメント事業	斎藤和佳、志水公美
編集	小林英史、栗田亘、村上芳子、大住兼正、菊地貴広、大西志帆、福田麻衣
メディア開発	池田剛、中山景、中村悟志、長野太介、入江翔子
管理部	早坂裕子、生越こずえ、本間美咲
マネジメント	坂下毅
発行人	高橋克佳

発行所　株式会社アスコム

〒105-0003
東京都港区西新橋2-23-1　3東洋海事ビル
編集局　TEL：03-5425-6627
営業局　TEL：03-5425-6626　FAX：03-5425-6770

印刷・製本　株式会社光邦

Printed in Japan ISBN 978-4-7762-1305-5